MIS VIAJES CON EPICURO
UNA GUÍA POCO COMÚN PARA LLEGAR A VIEJO...
Y SER FELIZ HASTA EL ÚLTIMO DÍA

Daniel Klein

Mis viajes con Epicuro

Una guía poco común para llegar a viejo... y ser feliz hasta el último día

URANO
Argentina – Chile – Colombia – España
Estados Unidos – México – Perú – Uruguay – Venezuela

Título original: *Travels with Epicurus*
Editor original: Penguin Group (USA).Inc.,New York
Traducción: Núria Martí Pérez

1.ª edición Junio 2013

ISBN: 978-84-7953-237-6
E-ISBN: 978-84-9944-575-5
Depósito legal: B-10554-2013

Fotocomposición: Jorge Campos Nieto
Impreso por: Rodesa, S. A. – Polígono Industrial San Miguel
Parcelas E7-E8 – 31132 Villatuerta (Navarra)

Impreso en España – *Printed in Spain*

Para Eliana

«No es el joven quien debe ser considerado afortunado
sino el viejo que ha bien vivido, pues el joven, en la
flor de la juventud, yerra guiado por sus ideas confusas,
en tanto que el viejo ha arribado a la vejez como a un
puerto seguro, habiendo protegido su verdadera felicidad.»

———————————————

EPICURO

Índice

«No es lo que tenemos sino lo que disfrutamos,
lo que constituye nuestra abundancia.»

———————————————

Epicuro

Prólogo

La mesa en la taberna de Dimitri

SOBRE LA BÚSQUEDA DE UNA FILOSOFÍA DE LA VEJEZ

Está sentado a una mesa de madera en el extremo de la terraza de la taberna de Dimitri, en el pueblo de Kamini de la isla griega de Hidra. Detrás de la oreja derecha lleva una ramita de espliego silvestre que, con esfuerzo considerable, ha cogido de camino a la taberna. De vez en cuando —normalmente durante las pausas de la conversación que mantiene con sus amigos—, se saca la ramita para gozar de su aroma y luego la devuelve al lugar donde reposaba. Un bastón de madera de olivo guarnecido con una cariátide de peltre en el puño descansa a su derecha contra la mesa. La cariátide representa una doncella de Kariai, la antigua ciudad del Peloponeso donde se construyó un templo dedicado a la diosa Artemisa. Lleva consigo el bastón a todas partes, pese a no necesitarlo para andar, pues sus pasos son calmos pero estables. El bastón es un emblema, un signo de su edad. También es un reconocimiento de su vida como hombre. En griego antiguo, la palabra para designar «bastón» se refiere a la vara que los soldados usaban para golpear al enemigo. El puño

en forma de hermosa doncella podría tener también un significado personal, en sus años más jóvenes tenía fama de ser un entendido en mujeres bellas.

Le saludo con la cabeza desde mi asiento, bajo el toldo de la
taberna, donde he estado leyendo *The Art of Happiness, or The
Teachings of Epicurus [Sobre la felicidad]*. Me responde con una
ligera inclinación de su cabeza de pelo blanco, muestra de digni-
ficada cordialidad, y luego retoma la conversación con sus amigos. Se llama Tasso y tiene setenta y dos años. Hace un montón
de tiempo que le conozco.

Si bien Tasso aparenta cada uno de los años que tiene —su
rostro y su cuello están cubiertos de profundas arrugas entrecru-
zadas—, en Hidra le siguen considerando un hombre atractivo,
un *anciano* atractivo. Dicen que «lleva los años escritos en el rostro», todo un halago. Cuando el filósofo francés Albert Camus escribió en su novela *La caída*: «Después de cierta edad, todo hombre es responsable de su cara», él también lo decía como encomio:
el rostro de un hombre dice la verdad sobre él; la cara que adquie-
re procede de sus decisiones tomadas y las experiencias que les
han seguido. Los isleños afirman que un hombre que se haya en-
frentado a experiencias duras tendrá en la vejez un rostro curtido
lleno de encanto. Es la cara que se ha ganado y su tosca belleza refleja una vida vivida hasta la última gota.

Aguzo el oído para escuchar a Tasso y sus amigos. Pero al estar sentados alrededor de la mesa charlando bulliciosamente
como de costumbre, me cuesta oírlos bien. Pese a mis rudimen-
tarios conocimientos de griego, pillo el hilo de la conversación,
que comenzó antes de que yo llegara y seguirá hasta que el sol
empiece a declinar detrás del Peloponeso, sobre el mar. Es una
conversación banal y alegre, en su mayor parte mundana. Hablan de la luz del sol, que hoy está inusualmente turbia, del nuevo propietario de un tenderete de quesos en el mercado del
puerto, de los hijos y los nietos, del estado de los asuntos políti-

cos en Atenas. De vez en cuando uno de ellos cuenta una historia de su pasado, normalmente una que sus amigos ya conocen. La conversación está salpicada de agradables silencios mientras contemplan ociosamente la península del Peloponeso.

He vuelto a esta isla griega por un motivo personal: ahora que ya soy viejo —tengo setenta y tres años—, quiero descubrir cómo vivir esta etapa de mi vida con la mayor plenitud. Al haber pasado dilatadas temporadas en Grecia a lo largo de los años, creo que el estilo de vida de las personas mayores del lugar puede darme algunas pistas. Los ancianos de Hidra siempre me han asombrado por lo contentos que están en esa etapa de su vida.

También me he traído de mi país una pequeña biblioteca de libros de filosofía —la mayoría de pensadores antiguos griegos, algunos de ellos escritos por existencialistas del siglo XX, y una variedad de mis autores favoritos— porque creo que tal vez me den algunas pistas. Desde que me matriculé en la universidad, hace ahora más de cincuenta años, me ha interesado mucho lo que los grandes filósofos tienen que decir sobre cómo vivir una vida valiosa y gratificante. Recuerdo que algunos de esos pensadores tenían unas ideas fascinantes sobre cómo vivir una vejez plena, aunque no era un tema que me interesara demasiado cuando todavía tenía ambiciones juveniles (además de un montón de energía y pelo). La perspectiva de leer a filósofos griegos de la antigüedad rodeado del paisaje pedregoso y soleado donde habían florecido sus ideas me pareció genial.

No fue una epifanía en el día de mi cumpleaños o una impactante imagen reflejada en el espejo lo que me llevó a esta búsqueda personal, sino algo mucho más prosaico: una visita al dentista. Después de hurgar dentro de mi boca, el doctor Nacht me comunicó con expresión seria que debido a la atrofia de mis mandíbulas, algo muy normal a mi edad, tenía que extraerme los dientes inferiores y reemplazarlos por implantes. La única alternativa, dijo, sería llevar una dentadura postiza sin ningún diente natural para fijarla. Si me decantaba por esta opción, estaría condenado a seguir una dieta sin bistecs ni chuletas de cerdo y a sufrir frecuentes incidentes embarazosos cuando se me desprendiera al adherirse, por ejemplo, a un caramelo masticable de café con leche, y lo peor de todo es que tendría la inconfundible sonrisa anticuada de un vejestorio. Elegí los implantes sin pensármelo.

Al volver a casa consulté el programa de los implantes: requerían al menos siete visitas al cirujano dentista más cercano, que tirando corto quedaba a una hora de camino en coche. Estas visitas estaban repartidas a lo largo de casi un año. Una rápida ojeada a Internet me reveló que después de cada visita pasaría varios días viendo estrellas, y encima durante semanas tendría que alimentarme a base de potitos. Aparte de los varios miles de dólares que tendría que desembolsar. ¿Y todo esto para qué?

¿Para las chuletas de cerdo? ¿Para que la dentadura postiza no se me desprendiera embarazosamente? ¿Para lucir una sonrisa más juvenil?

De pronto me di cuenta de hasta qué punto me habían condicionado esos posibles desprendimientos de la dentadura en mi decisión instantánea de decantarme por los implantes. Pero ahora estas razones no me parecían válidas. No reflejaban mis valores auténticos a estas alturas de mi vida. A los setenta y poco más, ¿qué más me daba lucir una sonrisa bobalicona de viejo? Es más, ahora que mis años de lucidez y de relativa movilidad se estaban esfumando con tanta rapidez como mis mandíbulas,

¿quería de verdad dedicar un año entero a visitar con regularidad al cirujano dentista?

¡Ni hablar! Y entonces fue cuando comprendí que sin darme cuenta me había dejado arrastrar por la moda de intentar prolongar la flor de la vida hasta los años que antes se llamaban «vejez». Mi participación involuntaria en esta tendencia no sólo se debía a una cuestión de cosmética, sino incluso a lo que yo percibía como la cantidad de vida gratificante que me quedaba. Había errado en mis cálculos. Me había quedado atrapado en una epidemia de negación. Sin darme cuenta me había decantado por unas prótesis que pese a ser dentales las había tomado por unos «implantes de juventud».

Este nuevo credo de la vejez estaba por todas partes. Si una mujer mencionaba casualmente que se estaba haciendo mayor, otra le reprendía respondiendo: «¡No digas eso, si aún estás en la flor de la vida!» Le aseguraban que «los setenta años de ahora son los nuevos cincuenta». La reñían por «creerse vieja».

Este credo nos anima a las personas de mi edad a fijarnos metas nuevas, a emprender empresas, a planear nuevos programas para autosuperarnos. Nos afirman que la medicina y su promesa de una mayor esperanza de vida, nos ha dado la oportunidad sin precedentes de alargar la flor de la vida indefinidamente. Y que si nos dejamos vencer por la vejez, es que somos unos tontos, o peor aún, unos cobardes.

Veía a un montón de personas de mi edad ejerciendo sus carreras como cuando eran jóvenes, trabajando a destajo. Otras decidían irse de expedición a destinos exóticos llevando en la mochila un ejemplar de *1000 sitios que ver antes de morir*. Y otras se apuntaban a clases de conversación en francés, a sesiones de jogging, o incluso optaban por la cirugía estética y las terapias hormonales de rejuvenecimiento. Una amiga mía en la antesala de los setenta, además de hacerse un estiramiento facial decidió lucir unos generosos pechos de silicona. Y un hombre de mi edad me dijo que gracias a los parches de testosterona y al Cialis* de 72 horas de duración, volvía a sentirse como un chaval.

«Eternamente jóvenes» era el tema recurrente de mi generación y sin darme cuenta yo también me había puesto a cantarlo con ellos.

Es evidente que el movimiento de los «eternamente jóvenes» tiene su encanto. Si la flor de la vida ha sido al fin y al cabo tan satisfactoria, ¿por qué no alargarla? ¿Por qué no seguir viviendo los buenos tiempos? ¿Y seguir? ¿Y seguir?

Pero hay algo en esta nueva filosofía de la vejez que no me cuadra y la desagradable perspectiva de aquellos implantes dentales me espoleó a analizar por qué. Sospecho que de haber tomado este camino tan aceptado me habría perdido algo importantísimo. Me habría negado a mí mismo una etapa de la vida única e invalorable. Pasar directamente de una flor de la vida prolongada a una vejez *vetusta* —la etapa atenuada hoy día de la senilidad y la enfermedad extrema que precede a la muerte— me inspira muchas dudas. Me preocupa mucho que por el camino pierda para siempre la oportunidad de ser simplemente un viejo auténtico y satisfecho.

El problema es que no estoy totalmente seguro de cómo debería vivir un anciano. Pero creo intuirlo, e intentaré descubrirlo siguiendo mi instinto. Al menos, creo que un anciano auténtico debe ser sincero consigo mismo sobre cuánto tiempo de vida consciente y racional le queda. Querrá usar este tiempo de la forma más adecuada y provechosa posible. También sospecho que esta etapa de la vida me ofrece unas posibilidades magníficas que antes no tenía.

Pero aparte de esto, no tengo más que preguntas. Por eso he vuelto a esta isla griega con una maleta llena de libros de filosofía.

---

* Fármaco utilizado para combatir la disfunción eréctil. [*N. de la T.*]

—m—

Uno de los amigos de Tasso le hace señas con la mano a Dimitri para que les traiga otra botella de *retsina* y varios platillos de *mezés:* aceitunas, hojas de parra rellenas y una salsa de yogur, pepino y ajo. Se disponen alrededor de la mesa para que los aperitivos les queden a mano. Nunca he visto a Dimitri llevarles la cuenta y creo que nunca lo hará, simplemente le dejarán unas monedas sobre la mesa antes de irse: el precio especial para «viejos». Tasso se saca un mazo de cartas del bolsillo y empiezan a jugar al *prefa,* su juego de cartas preferido en el que uno de los cuatro se saltará una mano cada vez, aprovechando la ocasión para charlar a sus anchas.

Y yo retomo mi lectura sobre Epicuro.

1

El viejo olivo griego

SOBRE LA FILOSOFÍA EPICÚREA DE LA PLENITUD

Epicuro creció en Samos, otra isla del Egeo que se encuentra a trescientos kilómetros al este de aquí, más próxima a Anatolia, o Asia Menor. Pese a nacer en el año 341 a. C., sólo ocho décadas después de Platón, éste apenas le influyó. Epicuro se preguntaba sobre todo cómo podía llevar la mejor vida posible, considerando que sólo tenemos una, ya que no creía en la vida después de la muerte. Parece la pregunta filosófica primordial, la pregunta de las preguntas. Pero los estudiantes de Historia de la Filosofía occidental se llevan un chasco al descubrir que con el paso de los siglos otras preguntas filosóficas consideradas más apremiantes la fueron dejando atrás, como la alucinante pregunta de Martin Heidegger, que por cierto me hacía reír en voz alta por su incomprensibilidad: «¿Por qué es el ente y no más bien la nada?», y el problema epistemológico «¿Cómo podemos saber lo que es real?» Si bien Epicuro especulaba sobre la naturaleza de la realidad, lo hacía sobre todo para responder a esta pregunta fundamental: «¿Cómo podemos aprovechar al máximo la vida?» Sin duda, una buena pregunta.

Después de meditar en ello a conciencia durante muchos años, Epicuro concluyó que la mejor vida que podemos llevar es una feliz, una vida llena de placer. A primera vista esta conclusión parece una simpleza, la clase de sabiduría que aparece escrita en una cajita de té. Pero Epicuro sabía que esta pregunta no era más que un punto de partida, ya que daba lugar a otras más problemáticas y desconcertantes, como en qué consiste una vida feliz, qué placeres son duraderos y gratificantes, y cuáles son pasajeros y dolorosos, además de las grandes preguntas de por qué a menudo destruimos nuestra propia felicidad y cómo lo llevamos a cabo.

Debo admitir que me llevé una buena decepción al descubrir que Epicuro no era un epicúreo, al menos en el sentido actual de la palabra, es decir, un sensualista acérrimo con una glotonería desmesurada. Lo ilustraré con un ejemplo: Epicuro prefería comer un tazón de lentejas cocidas antes que faisán asado rociado con *mastiha* (una laboriosa reducción hecha con savia de lentisco), una exquisitez que los esclavos cocinaban para los nobles en la antigua Grecia. Esto no le venía de ninguna tendencia democrática, sino que más bien le gustaban las comodidades personales, incluida la comida sabrosa. El faisán asado era un placer para el paladar, pero Epicuro no era un sensualista en este sentido, no buscaba una excitación sensorial impresionante. ¡Simplemente se moría por esas lentejas cocidas! Le encantaba la comida que él mismo cultivaba, por eso en parte disfrutaba tanto con un plato tan sencillo. Además tenía una actitud zen en cuanto a los sentidos: si comía las lentejas centrándose plenamente en ellas, sentiría el sutil placer de su sabor que no tenía nada que envidiar al de los platos condimentados con las especias más exquisitas. Y otra virtud de este plato era su rápida preparación. A Epicuro no le gustaban las tareas tediosas y banales como aderezar con *mastiha* un faisán asado a fuego lento.

Algunos atenienses veían a Epicuro y sus ideas como una amenaza para la estabilidad social. Una filosofía que establecía el placer como la meta más importante de la vida y que abogaba abiertamente por el interés personal, podía destruir el elemento aglutinante que según ellos mantenía la república unida: el *altruismo*. Sostenían que el interés personal propugnado por Epicuro no era bueno para las normas de ciudadanía. Pero a Epicuro y sus seguidores les traía sin cuidado lo que sus detractores pensaran. Para empezar, a los epicúreos apenas les interesaba la vida política. Es más, creían que para gozar de una vida gratificante, uno debía retirarse del ámbito público por completo; la sociedad funcionaría de maravilla si cada persona adoptara la política de vive y deja vivir y buscara su propia felicidad. Es lo que se desprendía de uno de los principios básicos de Epicuro: «Es imposible vivir con prudencia, moralidad y justicia sin ser feliz».

Epicuro era un hombre que vivía su propia filosofía y esta actitud le permitió crear el Jardín, una precomuna situada en las afueras de Atenas, donde él y un grupo de amigos vivían con sencillez, cultivando hortalizas y frutas, comiendo juntos y hablando sin cesar sobre todo, claro está, de epicureísmo. Cualquiera que deseara formar parte de ella era bienvenido, como lo evidenciaban las palabras grabadas en la entrada del Jardín: «¡Forastero, aquí estarás bien: el placer es nuestro fin supremo! El cuidador de esta morada, un anfitrión afable, te acogerá ofreciéndote polenta y sirviéndote agua en abundancia, y te preguntará: "¿Te sientes bien recibido? Este Jardín no aviva tus apetitos, sino que los sacia"».

No era exactamente un menú de gastrónomo, pero el precio era bueno y la compañía, interesante.

Muy al contrario de las costumbres y convenciones que imperaban en Grecia en aquella época, las mujeres era bienvenidas en el Jardín, donde recibían en las disertaciones filosóficas el mismo trato que los hombres. Incluso de vez en cuando se veía a prostitutas sentadas a la mesa del Jardín, alimentando los cotilleos atenienses acerca de que Epicuro y sus seguidores eran unos hedonistas disipados. Pero este no era el caso, puesto que los epicúreos preferían los placeres tranquilos a los desenfrenados. A decir verdad, a diferencia de otros filósofos helenistas de la época, adoptaban y practicaban un igualitarismo absoluto en cuanto a ambos géneros y las distintas clases sociales.

Aunque la mayoría de los manuscritos originales de Epicuro se hayan perdido o destruido (se cree que escribió trescientas obras, pero sólo se han conservado intactas tres cartas y varias series de aforismos), su filosofía se extendió por toda Grecia en aquella época y más tarde tuvo un gran éxito en Italia, sobre todo cuando el poeta romano Lucrecio expuso los principios epicúreos básicos en su gran obra *La naturaleza de las cosas*. La filosofía de Epicuro perduró en gran parte gracias a su visión de futuro y su cuaderno: en su última voluntad dejó una escuela para transmitir sus enseñanzas.

SOBRE LA VEJEZ COMO PINÁCULO DE LA VIDA

Epicuro creía que la vejez era el pináculo de la vida, la mejor época de todas. En la colección conocida como «Máximas vaticanas» (el manuscrito lleva este nombre porque se descubrió en la Biblioteca del Vaticano en el siglo XIX), se le recuerda afirmando: «No es el joven quien debe ser considerado afortunado sino el viejo que ha bien vivido, pues el joven en la flor de la juventud, yerra guiado por sus ideas confusas, en tanto que el viejo ha arribado a la vejez como a un puerto seguro, habiendo protegido su verdadera felicidad».

La idea de ser un anciano que ha llegado a buen puerto sano y salvo me anima mientras estoy sentado bajo el toldo de la taberna de Dimitri, cavilando en la mejor forma de vivir esta etapa de mi vida. Lo que más me atrae es la idea de estar libre de ideas confusas. Creo que Epicuro se está refiriendo, basándome también en otras enseñanzas suyas, a la *búsqueda* confusa de los jóvenes, fruto de sus ideas confusas. Epicuro hace hincapié en lo que el budismo zen llama el vacuo «esfuerzo», en cambio en nuestra cultura el esfuerzo es el distintivo de que una persona está en la flor de la vida.

Lo mismo nos ocurre a los que adoptamos el credo de los «eternamente jóvenes»: no queremos renunciar a tener metas nuevas, ambiciones nuevas, mientras el cuerpo aguante. Muchos de estos «eternamente jóvenes» están motivados por la frustración de no haber alcanzado del todo las metas con las que soñaban cuando eran más jóvenes; ven el ocaso de su vida como la última oportunidad de hacer realidad un sueño sin cumplir.

Yo me di cuenta de este fenómeno hace poco, cuando recibí una carta invitándome a la celebración del cincuenta aniversario de la promoción de graduados a la que pertenezco. Un compañero de clase, un abogado muy exitoso que se dedica a tiempo parcial a colaborar en la sección de cultura del *Wall Street Journal,* escribió: «Cada día al pensar en lo que me queda por hacer, me pongo nervioso. Seguir gozando de una relativa buena salud es una gran bendición, pero también es la razón por la que no estoy en parte lo bastante motivado para terminar las novelas, las obras de teatro y los libros de no ficción que tengo en la cabeza… Pero todavía me queda tiempo para hacerlo. Al menos eso espero. Todos esperamos lo mismo, ¿no?»

Este compañero se inspiró en el *Salmo de la vida* de Henry Wadsworth Longfellow, el poema que éste escribió para el cincuenta aniversario de la célebre promoción de graduados de 1825 del Bowdoin College, la universidad en la que se licenció. En el poema Longfellow anima a sus antiguos compa-

ñeros de clase, que en aquel tiempo ya eran mayores, a seguir
activos, *muy activos.*

> *Ah, nunca es demasiado tarde*
> *mientras el cansado corazón no deje de latir.*
> *Catón aprendió griego a los ochenta; Sófocles*
> *escribió su magnífico "Edipo", y Simónides*
> *les arrebató el premio de poesía a sus iguales,*
> *cuando ambos contaban más de ocho decenios.*
> *Y Teofrastro con una decena de años más,*
> *empezaba a escribir "Caracteres morales".*

El estribillo de «nunca es demasiado tarde» es sin duda tentador. Los septuagenarios podríamos estar viviendo nuestro
mejor momento, cuando la creatividad está en su apogeo. ¿Nos
habría Epicuro intentado disuadir? ¿Habría él preferido que la
clásica obra maestra *Edipo rey* no se hubiera escrito para que Só-
focles pudiera estar sentado felizmente en el puerto rascándose
la barriga? Tal vez habría sido una pérdida terrible.

Pero no hay descanso para el luchador incansable. En cuanto alcanzamos una meta de la «lista de cosas que deseamos hacer antes de morir», surge otra, y luego otra. Entretanto, el reloj
sigue corriendo, de un modo bastante ruidoso por cierto. Nos
sumergimos en una actividad febril. Y no nos queda tiempo
para apreciar con calma nuestros últimos años de vida y reflexionar en ellos, ni para disfrutar de unas tardes deliciosamente
largas pasadas en compañía de los amigos, escuchando música,
o pensando en la historia de nuestra vida. Y es la última oportunidad que tenemos.

No es una decisión fácil.

SOBRE LIBERARNOS DE LA CÁRCEL
DEL MUNDO DE LOS NEGOCIOS

El análisis de Epicuro de las cualidades de una vida plena ilustra de maravilla lo que una buena vejez podría ser. Estar atados a las limitaciones del mundo de los «negocios» ocupa uno de los primeros lugares en la lista de Epicuro de las formas con las que malogramos nuestra propia felicidad. Aunque Epicuro vivió varios milenios antes del auge de Madison Avenue, se percató de la increíble habilidad del mundo de los negocios para hacernos creer que necesitamos cosas innecesarias y para convencernos —mientras éste sigue en plena marcha— de que necesitamos continuamente cosas *nuevas*. Pero al comprar lo último que ha salido al mercado —un producto que normalmente no solemos necesitar—, la importante vida epicúrea de los placeres calmos se esfuma. Uno de mis aforismos preferidos de Epicuro es: «Nada es suficiente para quien lo suficiente es poco».

Según Epicuro, la felicidad verdadera es una ganga, como por ejemplo, unas lentejas cocidas o una salsa de yogur. En una vejez serena, ¿quién se siente desgraciado si no puede darse el gusto de comer faisán asado a fuego lento, o el salmón relleno con trufas que mi mujer y yo tomamos para cenar antes de mi partida a Grecia? Disfruta de los placeres sencillos, nos aconseja Epicuro. Además de ser más económicos, son más sanos.

Pero cuando Epicuro escribe «Liberémonos de la cárcel del mundo de los negocios y la política», además de intentar liberarnos de la interminable adquisición de objetos innecesarios, nos está aconsejando que no dediquemos nuestra vida al mundo de los negocios, empezando por las evidentes limitaciones de tener un jefe que nos diga lo que debemos hacer, cómo ejecutarlo, y lo que está mal en la forma en que lo hacemos. Y aunque algunos *seamos* nuestro propio jefe, como en el caso de muchos amigos míos «eternamente jóvenes», nuestra libertad está coartada por tener que tratar con otras personas, ya que debemos decirles lo que deben hacer, negociar con ellas, y motivarlas. Seguimos estando aprisionados. Y la libertad —la radical libertad existencial de la que Epicuro habla— es absolutamente necesaria para ser feliz.

Renunciar al mundo de los negocios —es decir, dejar el trabajo— tal vez fuera positivo y bueno en el Jardín, en el año 380 a. C. (y me pregunto si el financiero Idomeneo, un invitado frecuente en la mesa de Epicuro, no colaboraba en la compra de productos que no se podían cultivar en el huerto comunal, como los barriles de vino que se dice consumían a diario), pero hoy día parece una decisión mucho más dura. En términos actuales, Epicuro abogaba por un estilo de vida propio de la década de 1960. Los practicantes de ese estilo vivían con apenas nada. Se trataba de una forma de vida que para bien o para mal cuando éramos más jóvenes muy pocas personas estábamos dispuestas a abrazar enteramente para alcanzar la libertad perfecta.

Sabe Dios que yo lo intenté a finales de la década de 1960, cuando el mantra de mi antiguo profesor Timothy Leary «Colócate, libérate y vive la vida bohemia» resonaba en el espíritu del tiempo. Dejé mi trabajo como guionista de programas televisivos en Nueva York y vine por primera vez a este lugar, la isla de Hidra. Viviendo del dinero ahorrado, durante un año entero no hice más que frecuentar las tabernas con los isleños y otros bohemios como yo, beber *ouzo*, ir detrás de mujeres y quedarme con la mirada perdida en el vacío.

Una mañana, durante esta vida idílica, mientras vagaba ociosamente por el puerto, me quedé alucinado al toparme con un compañero de clase de Harvard que acababa de bajar del yate en el que hacía un crucero durante las vacaciones. Yo estaba muy moreno, no me había cortado el pelo desde mi llegada a la isla medio año antes y llevaba una ropa andrajosa. Mi compañero se asustó al verme en la isla con esa pinta y quiso saber qué diablos hacía allí. «Me he jubilado antes de tiempo ahora que aún puedo disfrutarlo», le repuse. Quería soltarle una frase ingeniosa, pero el tono defensivo que se traslució en mi voz me sorprendió.

Aquel lejano año que pasé en Hidra fue una delicia —no me arrepiento en absoluto—, pero lo cierto es que poco a poco me empecé a aburrir de mí mismo, me moría por volver a la actividad, por participar de nuevo en el mundo, por llegar a ser alguien. De modo que regresé al mundo de los negocios, aunque la vida epicúrea no ha dejado nunca de atraerme.

Mientras estoy en la taberna de Dimitri, veo que ahora le toca a Tasso saltarse una mano del *prefa*. Se levanta sin soltar el bastón y se dirige calmosamente al extremo de la terraza que da al mar, donde contempla el transbordador procedente de Ermione apareciendo por detrás de Dokós, una agreste isla despoblada en forma de ballena que se alza entre la isla de Hidra y el Peloponeso. Este transbordador es una de las últimas embarcaciones lentas que navegan por aquí. Ahora desde hace décadas el barco más popular es un acuaplano procedente del Pireo, un transporte en forma de lata de sardinas hermética ideado para llegar a toda prisa a un lugar donde el tiempo se ha detenido.

El transbordador que viene de Ermione deslizándose calmosamente por el mar me recuerda los dos trenes que circulan alrededor del Peloponeso, cada uno en dirección contraria, porque también se mueven casi al mismo ritmo de una persona mayor haciendo *jogging*. A veces estos trenes traquetean con tanta lentitud que desde las ventanillas puedes coger tranquilamente las naranjas de los árboles que hay al lado de las vías. Esta escena no deja en demasiado buen lugar la tecnología de la Grecia rural, pero también dice maravillas de la predilección griega por centrarse en los placeres del viaje en lugar de en el destino.

En una de mis numerosas visitas a Grecia, viajé con mi mujer y mi hija en ese tren que rodea el Peloponeso. Era el año 2000 y Grecia, después de no haber sido admitida en el club del euro (la moneda única europea) en 1999 por no cumplir con los requisitos, lo estaba intentando de nuevo. Mi mujer, ciudadana holandesa, contemplaba las escenas por la ventanilla con mirada sarcástica y burlona, descubriendo «ineficiencias» por todas partes. «¡Míralos!», gritó cuando pasábamos por delante de un grupo de cinco griegos, algunos con un pitillo colgando de los labios, descargando sin prisas en cadena un cargamento de berenjenas. «¡Cómo los van a admitir en el euro!», exclamó, y aunque sonriera, lo decía medio en serio. Holanda es por supuesto la capital mundial del calvinismo. Mi hija y yo le pusimos al cabo de poco el apodo de «la inspectora del euro».

Una mañana, después de pasar varios días mágicos en el pueblo de Diakofto, al norte del Peloponeso, nos dirigimos a la estación para coger el tren que iba a Corinto. Mi nivel básico de griego me permitía ser el guía turístico de mi familia. Compré los billetes y encontré unos asientos libres en el tren que estaba a punto de salir, donde en el acto me arrellané y eché una agradable cabezadita. A los pocos minutos me despertó mi mujer, ¡íbamos en dirección contraria! Nos habíamos subido al tren que rodea la península del Peloponeso en sentido contrario a las agujas del reloj en lugar de coger el que la rodea en la otra dirección. Mi mujer se había dado cuenta al pasar el tren por delante de un banco donde estaban sentados los mismos tres ancianos que habíamos visto cuando veníamos de la otra dirección pocos días antes. «Es como si no se hubieran movido», apuntó ella. Mi bromista hija metiendo cuchara dijo que debíamos de estar viajando en un tren que retrocedía en el tiempo. *¡Sin duda!*

Estaba claro que yo era el que tenía que rectificar la situación. Encontré al revisor sentado en la parte delantera del vagón tomando café en una tacita de cerámica. Más tarde me enteré de que cuando quería más café simplemente cambiaba la taza por otra llena que le entregaban por la ventanilla los camareros de los cafés a lo largo de las distintas estaciones de tren. Le saludé dándole los buenos días y enseguida me pidió que me sentara frente a él, disculpándose por no poder ofrecerme un cafelito. Le expliqué que me había equivocado de dirección. Se echó a reír y me dijo en inglés: «No se preocupe, cada día le pasa lo mismo a algún pasajero. Sólo tenía un cincuenta por ciento de probabilidades de coger el tren correcto».

Pero durante los siguientes minutos este tema fue pospuesto por otros más importantes: ¿Era yo de Nueva York? ¿Tal vez de Queens? ¿De Astoria? ¡Oh!, ¿o quizá de Massachusetts? ¿Conocía a la familia Manikis de Boston? Eran del mismo pueblo que su mujer. Durante este genial cotilleo rehuí la impaciente mirada de mi esposa. Después de llegar por fin a una resolución satisfactoria sobre la demografía de los americanos de origen griego —yo *conocía* a George Genaris que vivía en Lenox, Massachusetts, cuyo abuelo era de Patras—, el revisor cogió un radioteléfono del tamaño de un zueco, pulsó varios botones y dijo unas pocas palabras en un rápido dialecto que sospecho habría sido tan ininteligible para un ateniense como lo fue para mí. Sonriendo, me indicó luego que mi familia y yo nos preparásemos para apearnos. Y así lo hicimos.

A los pocos minutos, el tren se detuvo lentamente junto a un campo de albaricoqueros. Descubrimos que el tren que venía en dirección contraria también se había parado ahí. Los pasajeros de ese tren habían salido fuera y estaban holgazaneando entre los albaricoqueros. Algunos compartían una botella de yogur que alguien había sacado, otros se fumaban un pitillo, varios mordisqueaban con deleite los albaricoques que habían cogido, y todo el mundo estaba charlando afablemente. El revisor saludó a su colega del otro tren, le hizo un gesto señalándonos y luego se despidió de nosotros calurosamente.

Y de pronto comprendimos lo sucedido: al enterarse de nuestro error, el maquinista del otro tren se había detenido y los pasajeros, sin protestar —incluso parecían disfrutar de la parada inesperada— habían bajado del vagón para esperarnos. Los planes personales, si alguien tenía alguno, se fueron al traste. Ese tren no iba a llegar puntual a su destino. ¿Quién dijo que había ineficiencias por todas partes? Esto nunca hubiese ocurrido en Holanda.

Mi hija y yo mirando a la «inspectora del euro» nos pegamos tal hartón de reír que apenas podíamos cruzar la vía.

Ahora al recordar el episodio, estoy convencido de que he ido al lugar idóneo para cavilar en la mejor forma de vivir mi vejez.

EL EPICUREÍSMO COMO UNA FILOSOFÍA
DE VIDA EN LA ACTUALIDAD

No es de extrañar que el legado de Epicuro haya sobrevivido más en las zonas rurales griegas que en las urbes. A los habitantes de las islas del Egeo les gusta contar una graciosa anécdota sobre un acaudalado estadounidense de origen griego que visita una de las islas durante las vacaciones. Mientras da un paseo por el campo, se topa con un anciano sentado en una roca, tomándose a sorbos una copita de *ouzo* al tiempo que contempla indolentemente el sol poniéndose en el mar. El americano advierte que los olivos de las colinas que hay a espaldas del viejo están sin cuidar y que las aceitunas caen por todas partes de lo maduras que están. Le pregunta al anciano de quién son los olivos.

—Son míos —responde el griego.

—¿Y no recoge las olivas? —dice el americano.

—Sólo cojo una cuando quiero una —contesta el anciano.

—¿Es que no se da cuenta de que si podara los olivos y recogiera las aceitunas cuando están maduras las podría vender? En

América todo el mundo se vuelve loco por el aceite de oliva virgen y además lo pagan a precio de oro.

—¿Y qué haría yo con el dinero? —le pregunta el griego.

—Pues podría construir una mansión y disponer de sirvientes para que se lo hicieran todo.

—¿Y entonces qué haría yo?

—¡Podría hacer lo que quisiera!

—¿Cómo estar sentado al aire libre contemplando la puesta de sol mientras me tomo una copita de *ouzo*?

SOBRE LA PROGRESIVA ADQUISICIÓN DE LAS IDEAS FILOSÓFICAS

¿Sería una ingenuidad imaginar que un filósofo del siglo III a. C. inspiró a un grupo de griegos modernos elegidos al azar a aceptar sin quejarse —e incluso con alegría— una parada inesperada en un campo de albaricoqueros? No lo creo.

Para empezar, en la época de Epicuro y en los años anteriores y posteriores a ésta, las ideas de los filósofos, poetas y dramaturgos no sólo llegaban a la mesa del comedor del Jardín, a las escalinatas de la Acrópolis o al Teatro de Dioniso, sino también a las tertulias cotidianas que mantenían los atenienses de a pie. Por lo que dicen todos, era una civilización a la que le gustaba hablar, y siempre encontraban un buen momento para darle a la lengua. Las formas posteriores de comunicación, como la de los medios de comunicación actuales en la que ésta suele ser en un solo sentido, no competían todavía con las charlas cotidianas. Las representaciones del anfiteatro de Dioniso solían durar un día entero y los espectadores desempeñaban el papel de un jurado que deliberaba sobre cuáles eran las mejores acciones y puntos de vista de los personajes. Al terminar la función, las discusiones en las que se enzarzaban sobre la justicia, la conducta adecuada y las fragilidades humanas podían llegar a ser apasionadas y emocionantes. Estos antiguos griegos estaban hablando de *ideas*.

Los atenienses también hablaban de las ideas de los filósofos. Y como Epicuro aceptaba en su Jardín tanto a hombres como mujeres de cualquier clase social —incluso a esclavos—, sus ideas se difundieron sin trabas entre la ciudadanía. Y esta difusión fue sin duda fomentada por el hecho de que los atenienses de la antigüedad, como cualquier sociedad locuaz, prosperaron con los cotilleos. Los atenienses incluso tenían una diosa de los rumores y los cotilleos llamada Ossa. El Jardín de Epicuro, con sus prostitutas y lavanderas sentadas a la mesa, era objeto de habladurías y por más injuriosos que sean los cotilleos, también pueden ser un vehículo poderoso para difundir ideas nuevas e interesantes.

Las ideas de Epicuro sobre la mejor forma de vivir atraían a muchos atenienses. Esas ideas les ofrecían nuevas formas de verse a sí mismos y de plantearse las opciones personales que tenían. «Mmm, si Epicuro está en lo cierto y la meta más importante es disfrutar al máximo de los placeres de la vida en lugar de desear ganar bastante dinero para encargar, por ejemplo, una estatua para ser inmortalizado en mármol, tal vez en lugar de trabajar tantas horas pintando doncellas en jarrones debería salir más con los amigos y apreciar la vida». Vale, a lo mejor me he pasado un poco con mi invención del pintor de jarrones, pero es posible que en la antigua Atenas se diera una situación parecida.

Aunque esto no nos demuestra si la filosofía de Epicuro ha *perdurado* en la cultura griega a lo largo de milenios. La sociobiología, una disciplina relativamente nueva, sostendría que el ADN de los griegos es la causa principal de la buena disposición de esos viajeros peloponesios que se tomaron con tan buen humor la inesperada parada en el campo de albaricoqueros. A partir de la teoría darwiniana, la sociobiología sostiene que, además de las características físicas, las psicológicas y sociales también evolucionan mediante la selección natural en un determinado lugar y clima geográfico. Un ejemplo que suele citarse para ilustrar cómo funciona la sociobiología en el reino animal, es el del «altruismo» de los miembros de varias especies, como la de las hormigas cortadoras de hojas y los murciélagos vampiros. Estos animales se comportan de un modo que beneficia a otros miembros de su especie sin beneficiarse personalmente de sus generosos sacrificios. Gracias a esta conducta, esta especie es al final más capaz de sobrevivir que otras; por tanto, los genes «altruistas» se transmiten de una generación a otra. Además, las especies similares que carecen de miembros altruistas a veces se extinguen por no contar con ellos.

Un sociobiólogo podría plantear como hipótesis que en el terreno pedregoso de Grecia, y bajo el tórrido sol, los griegos de la antigüedad que se preocupaban mucho por un episodio inesperado, eran más proclives a morir de una enfermedad relacionada con el estrés antes de poder reproducirse que los griegos más despreocupados. Por consiguiente, los griegos más despreocupados y resistentes al estrés —y su ADN—, fueron seleccionados de manera natural. Supongo que esta hipótesis no es descabellada. Los sociobiólogos sostendrían que lo más probable es que aquellos viajeros peloponesios aceptaran alegremente la parada inesperada en el campo de albaricoqueros más por su genética que por alguna tradición filosófica transmitida a lo largo de cientos de generaciones.

Pero tal vez ambas explicaciones sean ciertas: quizá la inclinación a la despreocupación y a sentirse agradecido a diario fue evolucionando en el ADN griego, *y* Epicuro analizó esta inclinación natural y la reflejó en unas ideas concretas y coherentes. Y al final, estas ideas se convirtieron en una filosofía de la vida viva y consciente que ha perdurado a lo largo de los siglos junto con la evolución natural de las tendencias griegas. Y una de las características de cualquier filosofía consciente es que nos permite reflexionar de manera *consciente* sobre las opciones que tenemos: «supongo que podría quejarme al revisor porque por culpa de esta parada inesperada en el campo de albaricoqueros llegaré tarde a cenar, pero ¿acaso disfrutar plenamente de este pequeño alto en el camino no refleja más mis verdaderos valores?

A fin de cuentas, el objetivo principal de la filosofía es ofrecernos formas lúcidas de pensar sobre el mundo y sobre cómo vivir en él. Y esto es justamente lo que intento hacer mientras estoy aquí sentado con un libro de filosofía epicúrea en las manos: cavilar sobre las opciones que tengo para vivir una buena vejez. Yo no puedo cambiar mi ADN, pero quizás Epicuro y otros filósofos puedan ayudarme a ver las elecciones que necesito hacer.

SOBRE ELEGIR UNA VIDA EPICÚREA EN LA VEJEZ

Para mí tiene mucho sentido optar por la libertad epicúrea en la vejez. El momento es perfecto porque muchas personas sólo disponemos de esta clase de libertad a partir de los 65 años sin que sea necesario construir una cabaña en el bosque o vivir en una comuna, aunque ahora que lo pienso, vivir en una comuna en esta etapa de la vida podría irnos de maravilla. De cualquier modo, la libertad epicúrea en la vejez podría ser una elección excelente para los que se plantean la opción de «ser eternamente jóvenes», ya que la mayoría de jubilados disponemos de una pensión, aunque el dinero no nos llegue para comer en restaurantes lujosos o ni siquiera para seguir habitando la casa donde habíamos vivido durante nuestros años productivos. Epicuro nos habría aconsejado bajar el ritmo de vida y saborear esta deliciosa libertad.

Una persona mayor, al liberarse de «la cárcel de los negocios y la política», no necesita más que responder a las cuestiones que se plantea. Ya no necesita seguir una agenda estricta ni renunciar a sus caprichos para ganarse la vida. Puede, por ejemplo, estar sentado durante horas y horas con los amigos, deteniéndose de vez en cuando para aspirar la fragancia de una ramita de espliego silvestre.

SOBRE LOS PLACERES DE LA AMISTAD EN LA VEJEZ

Tal vez a Tasso, pese a no ser plenamente consciente de ello, le guste tanto la taberna de Dimitri en parte porque está con sus amigos *sin querer nada de ellos*. Comparte la mesa con tres jubilados: un pescador, un profesor y un camarero —todos nacidos y criados en la isla—, y Tasso es un exjuez ateniense que de joven estudió abogacía en Tesalónica y Londres. Pero esto tiene muy poco que ver, por no decir nada, con la relación que mantiene con sus tres amigos.

No querer nada de un amigo es muy distinto de la actitud de alguien inmerso en la vida profesional y en las relaciones que esta conlleva. Una persona que trabaje, sea en la profesión que sea, está al servicio de una meta que tiene muy poco, o nada que ver, con la verdadera amistad. Una jefa da instrucciones porque quiere ver resultados, y el empleado las sigue por la misma razón, uno de esos resultados deseados es el sueldo. Por más manuales que existan en los que se recomienda tratar a los empleados y colegas como personas, no se puede negar que la relación que les une es en esencia laboral. En el trabajo, nuestros compañeros son ante todo medios para un fin, y nosotros somos lo mismo para ellos. Y siempre ha sido así. Epicuro lo sabía al advertirnos de los peligros del mundo de los negocios y la política.

La ética kantiana nos aconseja no tratar nunca a otro ser humano como un medio, sino siempre como un fin en sí mismo. En su monumental obra *Fundamentación de la metafísica de las costumbres,* Emmanuel Kant concluye que para tomar cualquier decisión moral es necesario seguir un principio abstracto y absoluto como piedra de toque. El principio que dedujo como imperativo categórico y supremo a modo de regla de oro fue: «Vive tu vida como si tus actos fueran a convertirse en una ley universal». Kant creía que al seguir este imperativo ninguna persona elegiría tratar a otra como un medio para un fin, ya que no desearía racionalmente que semejante conducta se volviera una ley universal, sobre todo porque en ese caso los demás también la tratarían a ella como un medio.

Tratar a alguien como un fin en lugar de como un medio es una delicia tanto para uno como para la persona con la que nos relacionamos. Tasso no quiere del pescador más que su compañía. No le quiere para que exponga su alegato ante los tribunales, como solía desear que un abogado hiciera cuando él era juez. Tasso no siente la necesidad de manipular, explotar ni convencer en lo más mínimo a su amigo pescador para que haga lo que él desea. No, Tasso sólo quiere que su amigo *esté* con él. Sólo quiere conversar, reír, jugar una mano de *prefa* y, quizá lo más importante, compartir con él los silenciosos momentos en los que contemplan el mar. Los epicúreos consideran los momentos compartidos en silencio como una señal de amistad verdadera.

Para un anciano que ha dejado atrás el mundo de «los negocios y la política» esta clase de camaradería es el mejor de los regalos. Es un regalo del que raras veces gozan, por no decir nunca, los eternamente jóvenes que siguen inmersos en sus carreras.

—m—

La amistad encabeza la lista de Epicuro de los placeres de la vida. Escribió: «De todos los bienes que nos ofrece la sabiduría para ser felices en la vida, el más precioso con mucho es el tesoro de la amistad».

Tal vez este hecho les choque a los miembros pudientes de la Sociedad Epicúrea de Nueva Inglaterra, un club exclusivo donde se celebran cenas de etiqueta en las que se sirve caviar y ostras, pero Epicuro creía que elegir con quién cenamos es mucho más importante que elegir el menú. «Antes de comer o beber, piensa detenidamente con quién lo harás en lugar de qué comerás o beberás, porque comer sin un amigo es llevar la vida de un león o de un lobo».

Al citar los placeres de la amistad, Epicuro se refería a toda una variedad de interacciones humanas que van desde las tertulias íntimas y a menudo filosóficas mantenidas con sus amigos más entrañables —como cuando se reunían alrededor de la larga mesa del comedor del Jardín—, hasta los intercambios espontáneos que mantenía en la calle con conocidos y extraños. El nivel cultural o la posición social de las personas con las que conversaba le traían sin cuidado; de hecho el súmmum de la verdadera amistad era ser aceptado y amado por lo que eres y no por la posición que hayas logrado en la vida. Amar y ser amado refuerza nuestro sentido del yo y elimina los sentimientos de soledad y alienación. Nos mantiene sanos.

Tanto da que esta receta para la felicidad parezca sacada de una canción popular (cuando yo era joven, la canción *Nature Boy* de Nat King Cole que arrasó en su época terminaba diciendo: «Lo más grande que te puede suceder es amar y ser correspondido»). Lo cierto es que funciona. El filósofo de Samos estaba convencido de que así era. Y no hay duda de que la amistad es lo que nos queda cuando dejamos atrás los años en los que estuvimos inmersos en el mundo de los negocios y la política.

A Tom Cathcart, amigo mío de toda la vida con el que he escrito varios libros, y a mí nos fascina charlar con los desconocidos que nos encontramos en el tren, el avión, las librerías o en los bancos del parque de nuestro barrio. Tom tiene un don especial para sacarles historias personales y a ambos nos encanta escucharlas. Pero por más que nos gusten, lo más importante para nosotros es conectar con otro ser humano. Es lo más reconfortante que hay en este mundo. Es la calidez de la comunión personal.

Ahora que Tom y yo ya somos mayores y que lo aparentamos —ambos nos estamos quedando calvos y tenemos la barba canosa—, nos resulta más fácil conectar con la gente. Tardamos un poco en ver la causa y cuando la descubrimos nos reimos sin parar: las personas mayores somos inofensivas. No damos la impresión de llevar malas intenciones por la simple razón de que no parecemos *capaces* de infligir mal alguno, salvo el de ser unos pesados. Fue un amargo momento cuando descubrimos que ninguna de las mujeres con las que entablamos conversación sospechó ni por un instante que le estuviéramos tirando los tejos. Por más descorazonador que sea, debo admitir que tenían razón.

SOBRE EL CONSUELO DE LA CONMISERACIÓN EN LA VEJEZ

En la mesa de Tasso, el profesor jubilado les anuncia a sus amigos que tiene que saltarse una partida para ir a orinar, es la tercera vez que lo hace en la última hora. Se queja de que es por culpa de la maldita próstata. Sus compañeros le toman el pelo. El pescador le dice que su próstata es tan grande que la podría usar como carnada para pescar un tiburón. El profesor se va ofendido al lavabo, refunfuñando, y la escena me trae a la memoria el consejo de Montaigne de que despotriquemos a nuestras anchas de las enfermedades.

Michel de Montaigne, un ensayista francés del siglo XVI, conocía bien las ideas de Epicuro. Resumiendo las reflexiones del filósofo griego sobre el placer, escribió: «Y yo coincido con Epicuro en que es mejor evitar los placeres que traen como consecuencia mayores dolores, y codiciar aquellos dolores que terminen por convertirse en grandes placeres». Montaigne, al igual que Epicuro, estaba convencido de que la amistad, y las buenas conversaciones que conlleva, es el mayor placer que tenemos a nuestro alcance. El filósofo francés escribió en su ensayo *Sobre la vanidad:* «Sé que los brazos de la amistad son lo bastante largos como para llegar de un extremo del mundo al otro».

Montaigne escribió extensamente sobre la vejez y en un ensayo sugiere que quejarse a un amigo de los padecimientos de la vejez es la mejor medicina: «Si el cuerpo se siente mejor quejándose, dejad que se queje; si le sirve para serenar el ánimo, dejad que se mueva y se revuelva a sus anchas; si chillar ayuda a que la enfermedad desaparezca (algunos médicos sostienen que también les va bien a las parturientas) o a aliviar los tormentos, chillad todo lo que queráis».

Montaigne insiste en que si no nos quejamos delante de nuestros amigos, estaremos privándonos de uno de los mejores paliativos para las personas mayores por la memez de intentar mantener la compostura. En aquellos tiempos, esta cantinela de quejas se conocía en algunos círculos de ancianos como «el recital de órgano», y sabe Dios que «alivia los tormentos», al menos durante un rato.

SOBRE AFRONTAR LA MUERTE CON SERENIDAD

El sol ha empezado a declinar, como si se agrandara a medida que se acerca al horizonte y se apagara mientras nuestro planeta eclipsa poco a poco su luz. Los últimos rayos proyectan un suave resplandor rosado sobre el mar y los cuatro hombres sentados a la mesa de Tasso dejan de pronto de hablar para contemplar el fin del día.

Epicuro no temía la muerte. Pronunció la célebre frase: «La muerte en nada nos pertenece, pues mientras nosotros vivimos

aún no ha llegado, y cuando llega ya no vivimos. La ausencia de
vida no es ningún mal. La muerte no es más inquietante que la
nada que antecede al nacimiento».

Filósofos de épocas posteriores, como sobre todo Soren
Kierkegaard, el filósofo y teólogo danés, discreparon de la máxima epicúrea tachándola de simplista. Después de todo «cuando
vivimos» somos conscientes de que en el futuro dejaremos de
vivir, y esto cambia por completo las cosas. A decir verdad, según Kierkegaard, este descubrimiento basta para hacernos
«temblar de miedo», seamos jóvenes o ancianos.

Si bien los hombres que están sentados a la mesa de Tasso
son, al menos de nombre, cristianos greco-ortodoxos, una religión que promete a los devotos una vida beatífica en el más allá,
supongo que, como la mayoría de mortales, no son del todo in-
munes a este terror. No obstante, admitirían que las palabras
postreras de Epicuro dirigidas a su amigo Idomeneo son muy
reconfortantes: «En este día feliz, a la vez el último de mi vida, te
escribo lo siguiente: los dolores de estranguria [espasmos en la
vejiga] y de disentería que se han apoderado de mí son tan terri-
bles que nada podría ser peor, pero el grato recuerdo de nuestros pasados coloquios es aún mayor».

«En todo verdadero hombre se esconde
un niño que quiere jugar.»

———————————————————

Friedrich Nietzsche

2

La terraza desierta

Vista desde el mar, la isla de Hidra parece tan etérea como una alucinación. Está envuelta en una neblina luminosa y el agua pulverizada que arroja el acuaplano tamiza el paisaje más aún si cabe, suavizándolo, como si flotara en medio del espacio. Pero aquí, en la isla, incluso estando el cielo borrascoso como hoy, todo se ve con claridad hasta el menor detalle. La sombra de una roca que se erige a una milla de la orilla peloponesia se divisa con tanta nitidez como el limonero que veo desde la ventana. Y como la ciudad de Hidra se alza, a partir del puerto principal, en una abrupta colina en forma de herradura rodeada de casas, todo el mundo es un espectador inocente de las escenas privadas en patios y balcones lejanos.

En este momento estoy espiando a una mujer de mediana edad con una bata floreada tendiendo la colada mientras mantiene una animada conversación con un gato castaño y blanco encaramado al muro de su jardín. A dos terrazas por encima de ella, veo un par de escolares de primaria sentados con las piernas cruzadas bajo el toldo de la puerta del jardín, uno saca un libro ilustrado de su mochila y él otro le pega un mordisco a una rebanada de pan untada con miel. Y en lo alto de la colina diviso claramente un sacerdote ortodoxo alto y corpulento cubierto con una sotana negra y un gorro cilíndrico, sentado estoicamente en el banco de su jardín mientras su menuda esposa, plantada a sus espaldas, le sermonea, seguramente por haberse olvidado de comprar algo al bajar por la mañana al puerto.

La luz de la isla de Hidra produce este célebre engaño: transforma la vida cotidiana en un teatro íntimo.

En la casa encalada del siglo XIX donde me alojo, las ventanas están protegidas con dos barrotes de hierro cruzados. «Sirven para protegernos de los turcos», dicen algunos isleños. «Son para mantener a raya a los piratas albanos», sostienen otros. Los barrotes sin duda funcionan, porque ningún turco o albano se ha colado en mi habitación. Los barrotes, sin embargo, no me impiden ver desde la ventana que hay junto al escritorio la vista de la isla, al contrario, la enmarcan, en cuatro imágenes distintas: una colina rodeada de casas en un marco, y un campo de almendros, el puerto, y el mar en los otros tres.

Mi alojamiento se encuentra en lo alto de la colina. A través del marco del puerto, veo ahora la terraza de la taberna de Dimitri, está vacía. El cielo encapotado anuncia lluvia, supongo que Tasso y sus amigos se encuentran dentro del café, o bien se han saltado la reunión de hoy.

Pero llueva o no, estoy hambriento. Los higos de la cesta de malla que cuelga en mi habitación se encuentran en esa curiosa fase en la que están a punto de empezar a secarse. Salgo para ir a la taberna de Dimitri, y paso de camino por delante de la casa de Tasso. Lo entreveo sentado solo en la terraza del tercer piso, con expresión meditabunda.

—⁓—

En la taberna sólo está Dimitri, sentado en la cocina escuchando las noticias de la BBC. Al final del local, al lado de la ventana, Ianos, su padre octogenario, lee el periódico ateniense de ayer mientras juguetea con su *kombolói* de treinta y tres cuentas de ámbar, llamado en inglés *worry beads,* «cuentas para calmar los nervios».

Dimitri, como tantos otros isleños, era marinero de joven. Fue subiendo de categoría hasta trabajar de radiotelegrafista en un barco, ocupación que le permitió aprender a hablar inglés con fluidez y a chapurrear otras lenguas, tanto occidentales como orientales. A los treinta y cinco años decidió instalarse en Hidra, donde abrió una taberna y se casó con la lugareña que había contratado como cocinera. Dimitri sabe instintivamente que la vida tiene distintas etapas.

Me doy cuenta de que en esta ocasión he visto a muchos menos griegos pasando las «cuentas para calmar los nervios» que cuando visité por primera vez la isla en la década de 1960, y le pregunto a Dimitri si esta tradición está desapareciendo. Antes de responderme, me indica con un gesto que elija el menú que deseo de las bandejas metálicas abiertas frente a la cocina. Como siempre, puedo elegir entre musaka, calabacines rellenos, *pastitsio* (un plato griego a base de macarrones con queso y carne picada, cuyo nombre le viene del *pasticcio* italiano, que significa «batiburrillo», palabra que describe a la perfección la mayoría de platos griegos), y el plato fuerte de Dimitri, cordero asado con patatas. Me decanto por el cordero, a pesar del grupito de moscas retozando en su salsa. Dimitri apaga la radio, me sirve una generosa ración de cordero, llena dos vasos de *retsina* y se sienta frente a mí.

—Para empezar, traducir la palabra *kombolói* como «cuentas para calmar los nervios» es una interpretación ignorante

—apunta él— que refleja más la forma de pensar inglesa que la griega. El *kombolói* no tiene nada que ver con los nervios.

Siempre que Dimitri y yo tenemos esta clase de conversaciones, él adopta un aire de maestro cargado de paciencia, pero es evidente que disfruta con su papel de intérprete cultural. A decir verdad, es un hombre perspicaz y cosmopolita, un mirlo blanco en este sentido.

—El *kombolói* tiene que ver con el tiempo, con espaciarlo para que dure —prosigue.

¿Espaciarlo? ¿Para que dure? Dimitri, como muchos otros griegos que conozco, se sumerge como si nada en disquisiciones metafísicas, aunque él no las llamaría así. Está expresando simplemente su visión del mundo, y esta visión ve el tiempo como algo maleable y multidimensional que no se basa sólo en los movimientos planetarios y en los relojes, sino también en el modo de percibirlo. Según él, el tiempo puede cambiar dependiendo de cómo uno lo experimente, o incluso de cómo uno *elija* experimentarlo.

En la filosofía moderna la idea de que el tiempo no es solamente algo lineal, mensurable y objetivo se consideró un concepto radical cuando los existencialistas y los fenomenologistas del siglo xx decidieron darle una gran importancia a la percepción *subjetiva* del tiempo. Estos filósofos, reaccionando a la primacía de la visión científica del mundo, sostenían que la forma en que *experimentamos* el tiempo es en realidad más importante para la filosofía humana. En efecto, estaban elevando el sentido natural de la naturaleza del tiempo de Dimitri a un paradigma filosófico.

Fenomenologistas como Edmund Husserl introdujeron la idea del «tiempo vivido» comparándola con la del «tiempo del reloj», es decir, el tiempo objetivo y científico. Según ellos, el tiempo vivido es fundamental porque los humanos estamos «ligados al tiempo», sabemos que nuestra vida tiene un límite. Me-

dimos el tiempo de una manera personal e idiosincrásica. El significado de conceptos como «ahora», «todavía no» y «una
espera eterna» varía de una persona a otra e incluso de un momento a otro. Si yo digo «Los años pasan más deprisa a medida
que me hago mayor», me da igual que alguien me responda
«¡Pero si los años pasan siempre al mismo ritmo!», porque yo sé
perfectamente que esos años me han pasado *volando*.

No es de extrañar que Dimitri diferencie sin ningún problema el tiempo del reloj del tiempo vivido. En la antigua lengua
griega había dos palabras distintas para estos conceptos: *chrónos*
denota la dimensión del tiempo, su duración, la cual discurre a
un ritmo constante del futuro al presente y al pasado. Es la clase
de tiempo al que nos referimos cuando por ejemplo decimos:
«Nos encontraremos en el puerto al mediodía». *Kairós,* en cambio, denota la cualidad del tiempo en lugar de la cantidad, sobre
todo el tiempo *oportuno,* como por ejemplo «es el momento
idóneo para hacer un balance de mi vida». *Kairós* describe lo
importante que es el tiempo para uno, es un tiempo que tiene un
significado personal si se compara con el de la dimensión universal.

En *Time,* otro libro que metí en la maleta, Eva Hoffman ilustra en su largo y profundo ensayo cómo la experiencia del tiempo varía de una cultura a otra y de una época a otra en una determinada cultura. Hoffman cita la sensación que el tiempo le
producía a una poetisa rumana a finales del siglo xx: «Durante
más de treinta años he estado viviendo en el mundo opaco del
comunismo, donde el tiempo no valía nada. La única opción
que nos quedaba era hablar. Nuestras conversaciones, que a veces eran cautivadoras, se alargaban en interminables discusiones que duraban toda la noche mientras fumábamos sin parar y
bebíamos como cosacos alcohol barato. Y por la mañana nos le-
vantábamos con una resaca monumental. El tiempo se había parado para nosotros. No teníamos prisa para ir a ningún lado».

La vida en Hidra se vive a un *tempo andante*, sea cual sea la situación política en Atenas. Como aquí no hay carreteras ni coches, los medios de transporte más comunes —ir a pie y en burro— establecen el ritmo de vida, definen los parámetros de lo rápido y lo lento. En esta isla al no poder verse desde la ventana ningún coche circulando por la calle, no hay fragmentos de escenas de rostros y objetos que se quedarán eternamente inacabadas, ni mosaicos a los que siempre les faltarán algunas piezas primordiales.

La isla, una cadena de montañas cuyo terreno pedregoso llega hasta la playa, tiene unos senderos con cuestas y pendientes tan pronunciadas que te obligan a andar a paso relativamente lento, tanto para evitar dar un traspié como para conservar la energía. Los senderos, serpenteando abruptamente alrededor de rocas y casas, te permiten ver escenas completas y comprensibles. Cuando visito la isla, mi reloj interno se adapta a este *tempo* a los pocos días, y a la vez me vuelvo más consciente de lo que oigo y veo a mi alrededor, y de los movimientos de mi cuerpo.

Los viejos nos movemos con lentitud. Nuestro terreno pedregoso es interior: los huesos quebradizos, los músculos flaqueantes, el corazón debilitado. Como nuestra lentitud viene de estos defectos, también es vista como un defecto: es nuestra debilidad expuesta a cámara lenta.

Pero la lentitud con la que los ancianos nos vemos obligados a movernos —al igual que lo hacen los hidriotas por otras razones—, no tiene por qué ser mala. En este lugar donde el ritmo de mi paso de anciano se acopla al de todo cuanto me rodea, me doy cuenta de que normalmente me resisto a andar sin prisas, a moverme despacio. De nuevo es por culpa de mi actitud de querer ser «eternamente joven». Pero ahora veo con claridad que la lentitud tiene grandes ventajas.

Moverse calmosamente es tan armonioso que me resulta fácil adoptar este ritmo. Cuando lo hago siento mayor soltura.

Hasta es estético y todo, la fluidez de los movimientos tiene una cualidad que recuerda las secuencias de taichí, aunque sin la estricta disciplina de este ejercicio. A veces, al levantarme parsimoniosamente de la silla, primero comprobando mi equilibrio, después poniéndome en pie y dirigiéndome con paso calmo a la ventana, me siento como si estuviera ejecutando el baile natural y elegante de un anciano. El impulso se acopla al movimiento. Sí, estoy aceptando las limitaciones de la vejez, pero sin vivirla como una derrota. A decir verdad, a veces incluso me parece majestuosa.

Epicuro nos habría animado a saborear cada momento de nuestra vida al máximo, y para poder saborear plenamente las experiencias vitales uno necesita tiempo. Admito que mastico lentamente la carne de cordero que Dimitri me ha servido en parte por mi imprevisible dentadura postiza. Pero cuando lo hago de este modo también disfruto más del bocado, el placer viene precisamente de comer sin prisas.

En su ensayo sobre el tiempo, Hoffman compara el lento «tiempo vivido» con la primera experiencia que tuvo con el tiempo americano al emigrar a Estados Unidos: «En Estados Unidos el tiempo no sólo pasaba más deprisa, sino que además sentías que te presionaba de forma estresante». Observó que el tiempo americano estaba relacionado con la ansiedad estadounidense: «Todo el mundo estaba estresado por no poder hacer bastantes cosas o más de las que ya hacía, o al menos por la posibilidad de sentirse bien o culpable por ello».

Este ritmo acelerado es el que los eternamente jóvenes eligen como su «tiempo vivido», el tempo que se fijan para la última etapa de su vida. Desde este punto de vista, el tiempo vivido nos mete prisa con especial urgencia, la urgencia de saber que se nos está acabando el tiempo; experimentamos una especie de *kairós* aterrador.

SOBRE EL TEDIO EN LA VEJEZ

Los eternamente jóvenes eligen el tiempo acelerado por una razón compulsiva: es su principal estrategia para combatir el obstinado torturador del tiempo: el tedio. Después de la enfermedad y la muerte, el tedio es lo más temido en la vejez.

Nada parece más aburrido que ser un viejo sin nuevos objetivos o sin experiencias excitantes a la vista, un viejo sin la ilusión de una libido pujante, un viejo con un nivel de energía tan bajo que la perspectiva de acampar en el bosque le parece más un suplicio que un pasatiempo. Y por si esto fuera poco, un viejo —pese a los encuentros en la terraza de la taberna de Dimitri—, se descubre inevitablemente más solo de lo que lo estuvo en toda su vida. Tiene un montón de tiempo y nada que hacer. Es la sensación de vacío del tedio.

Otro libro que metí en la maleta fue *Filosofía del tedio* del filósofo noruego Lars Svendsen, y valió la pena el hueco que ocupó en ella. Es uno de esos inusuales libros de filosofía moderna que combinan una erudición extraordinaria con un comprensivo interés por los temas que nos preocupan al común de los mortales.

Svendsen señala que el tedio es una idea relativamente nueva que surgió del romanticismo de finales del siglo XVIII y de la importancia que concedía este movimiento a la primacía del individuo. La gente animada por el ideal romántico, en lugar de aceptar gustosa su papel en la sociedad y en sus tradiciones, quería crear su identidad individual y con ella, darle un sentido a la vida. El inconveniente, escribe Svendson, es que «Una comunidad que funcione propicia la capacidad del ser humano para encontrarle sentido al mundo, una comunidad disfuncional, por el contrario, no lo consigue. En las comunidades premodernas existe, por lo general, un sentido colectivo que cumple esta función suficientemente. Para nosotros, "los románticos", esto resulta mucho más problemático».[*] A muchos de nosotros no nos resulta tan fácil darle un sentido a la vida, si es que logramos darle uno, sobre todo los que hemos perdido una conexión segura con un Dios y una religión tradicionales.

En el «tedio existencial», si se compara con un «tedio situacional» (por ejemplo, la sensación que tengo cuando estoy sentado en la sala de espera del urólogo durante dos horas), una persona está encerrada en sí misma sin encontrarle sentido a nada, es alguien que normalmente ya no intenta darle un sentido a la vida. Es esa profunda sensación de vacío que la palabra francesa *ennui* (hastío) tan bien transmite, palabra que se fue haciendo cada vez más popular al formar parte de la letra en la canción de Cole Porter *I Get a Kick Out of You*:

> *Pero prácticamente todo*
> *me deja totalmente frío,*
> *salvo cuando estoy en*
> *una juerga tranquila*
> *luchando en vano con el viejo hastío...*

Cuando nada tiene sentido para ti en la vida, nada te interesa. Te hundes en el tedio. Una persona aburrida incluso anhela desear. Tiene mucho tiempo para llenar y nada interesante que hacer. Está muerta de aburrimiento. Los que somos proclives a la melancolía estamos demasiado familiarizados con la sensación del hastío existencial.

Según Svendsen, para llenar el tiempo, en la actualidad nos dedicamos a tramar metas personales, a buscar actividades estimulantes y sobre todo, cosas *novedosas*. Las experiencias y las cosas nuevas no podrían aburrirnos, ¿verdad? Pues al

---

[*] Lars Svendsen, *Filosofía del tedio*, Tusquets Editores, Barcelona, 2006, p. 38. [*N. de la T.*]

contrario de lo que parece, a menudo acaban haciéndolo. Después de llegar a ser por fin vicepresidentes de una compañía, nos fijamos otra meta: ser vicepresidentes senior, luego presidentes, y más tarde presidentes de una compañía más importante, y luego de una multinacional. La meta puede convertirse en interminable y no acabar de llenarnos, y al final nos empieza a parecer que no tiene sentido. La novedad pierde su encanto. Cuando ya vamos por el duodécimo país del montón que nos hemos propuesto visitar antes de morir, ver un paisaje exótico puede resultarnos de lo más aburrido, porque ya hemos visto otros once antes. Las personas mayores sabemos muy bien que la sensación de novedad tiene los días contados. De nuestra boca salen fácilmente frases como: «Cuanto más cambian las cosas, más siguen igual», y «A estas alturas de la vida, ya nada me sorprende».

Si no podemos darle sentido a la vida, o a una parte de ella, lo único que nos queda es evadirnos de este sin sentido, aunque pocos de nosotros admitamos hacerlo. Pero de vez en cuando, sentiremos en el fondo de nuestro ser que estas distracciones no tienen sentido. Svendsen escribe: «Las personas más hiperactivas suelen ser, en proporción, las que presentan el umbral más bajo de tolerancia al tedio. En efecto, para este tipo de personas el tiempo muerto es prácticamente inexistente, aceleradas como suelen ir de una actividad a la siguiente por su incapacidad de enfrentarse a un espacio de tiempo muerto. Sin embargo, por paradójico que pueda parecer, cuando esas mismas personas someten a reconsideración ese tiempo de actividad febril, es común que éste se les antoje de un vacío terrible».[*]

Lo sé de primera mano, porque me ha pasado sobre todo en la vejez. Al mirar atrás me doy cuenta de que estuve un año

----

[*]   Lars Svendsen, ob. cit., p. 29. [N. de la T.]

entero intentando conquistar desesperadamente el corazón de una mujer impetuosa, glamurosa y veleidosa en extremo. Ahora veo con claridad que estaba convencido de que si la conquistaba, mi vida tendría por fin algún sentido. En aquella época acababa de volver del año sabático que me había tomado y me estaba costando mucho recuperar la ilusión por escribir guiones televisivos divertidos. Me sentía perdido, sin nada que hacer. Por supuesto, ir detrás de esa mujer no le dio a mi vida ningún sentido. A decir verdad, en un momento dado, tras salirme con la mía después de un gran esfuerzo, empecé a aburrirme. Volví a sentir aquel vacío que me había empujado a cortejarla.

La decepción que va ligada al deseo compulsivo de novedad se refleja en muchos aforismos irónicos, como este proverbio beduino: «Ten cuidado con lo que deseas, porque tu sueño se podría hacer realidad». Y en mi máxima preferida, de Oscar Wilde: «Sólo hay dos desgracias en la vida: una es no conseguir lo que se desea y la otra es conseguirlo. La última es mucho peor».

Según Svendsen, el hombre moderno intenta afrontar el hastío vital tratando los síntomas en lugar de la enfermedad, al buscar «sucedáneos que le den sentido a la vida» —como la mujer veleidosa que perseguí— en lugar de aquietar la mente y considerar cómo podría ser una vida llena de sentido.

La estrategia de los «eternamente jóvenes» de combatir el tedio de la vejez estando siempre ocupados parece «lo mismo de siempre, lo mismo de siempre», el epílogo de buscar «sucedáneos que le den sentido a la vida», hasta el amargo final.

Pero ¿qué otra cosa puede hacer un viejo si no está siempre ocupado? ¿Vegetar? ¿Dormir todo el día? ¿Quejarse constantemente, como mi madre hacía, por haberse vuelto una señora mayor?

SOBRE JUGAR EN LA VEJEZ

Para muchos filósofos la ociosidad —tanto la impuesta como la elegida— es uno de los mayores regalos de la vejez. Nos deja tiempo para la actividad humana tan maravillosa de *jugar.* En su popular ensayo político *Elogio de la ociosidad,* Bertrand Russell, el filósofo británico del siglo xx, nos reprende por no usar nuestro tiempo libre ante todo para *divertirnos:* «Podría decirse que, en tanto que un poco de ocio es agradable, los hombres no sabrían cómo llenar sus días si solamente trabajaran cuatro horas de las veinticuatro del día. En la medida en que ello es cierto en el mundo moderno, es una condena de nuestra civilización; no hubiese sido cierto en ningún período anterior. Antes había una capacidad para la alegría y los juegos que hasta cierto punto ha sido inhibida por el culto a la eficiencia. El hombre moderno piensa que todo debería hacerse por alguna razón determinada, y nunca por sí mismo».[*]

Steven Wright, el ocurrente humorista de nuestra época, viene a decir lo mismo de una forma más sucinta: «El trabajo duro da sus frutos en el futuro. La vagancia da sus frutos ahora mismo».

Los juegos pueden librarnos a los viejos del tedio, es decir, si nos acordamos de *cómo* jugar. Russell tenía razón: divertirse porque sí ha sido rebajado a una pérdida de tiempo y por esta razón hemos perdido nuestra habilidad para gozar de uno de los mayores placeres de la vida, un placer para el que los ancianos estamos especialmente dotados.

Otro libro que me llevé fue la clásica obra sobre el esparcimiento *Homo ludens,* de Johan Huizinga, un historiador y filósofo holandés. Pero a diferencia de Svendsen, que da vida

---

[*]   Bertrand Russell, *Elogio de la ociosidad,* Edhasa, Barcelona, 2000, p. 18. [*N. de la T.*]

al aburrimiento, Huizinga analiza el juego hasta tal punto que te puedes morir de aburrimiento. Después de entregarse a varias docenas de deconstrucciones filológicas de las palabras «seriedad» y «diversión», uno acaba pillando que los dos conceptos tienen muy pocas cosas en común. Con todo, algunas ideas de Huizinga me parecen pertinentes para una filosofía de la vejez.

El juego no sólo está presente en todas las culturas humanas, sino que la mayoría de animales son unos expertos en él. Tanto si se trata de un par de oseznos salpicándose en un arroyo (donde, a juzgar por la impaciente reacción de su madre, se *supone* que deberían estar aprendiendo a atrapar peces), o de *Snookers*, mi perro, correteando alrededor del cuidado árbol del jardín trasero de nuestra casa en círculos cada vez más grandes, los animales conservan el instinto de divertirse sin más. Y los bípedos sin alas ídem de ídem, sobre todo en la etapa en la que las ideas sobre los logros y sobre llegar a ser alguien en la vida aún no nos han arruinado el deseo de divertirnos porque sí.

La transformación del puro juego en un juego competitivo —los griegos antiguos fueron campeones olímpicos en ello— fue uno de los primeros factores que ayudó a inhibir este deseo. Pasamos de divertirnos sin más a hacerlo sin despegar el ojo del marcador. Y nuestra dedicación actual a los deportes como un medio para mejorar, sumado a los entrenadores personales y a la vestimenta ceñida que nos ponemos, han destruido cualquier vestigio de puro placer que quedara en el juego. Incluso cuando salimos a caminar registramos la distancia recorrida y el tiempo empleado, y después lo comparamos con los registros anteriores como si compitiéramos con nosotros mismos en nuestro beneficio. Ya no nos divertimos porque sí, sino que se ha convertido en otra ambiciosa actividad que embutimos en nuestra apretada agenda.

La idea de olvidarse de uno mismo es fundamental en la mayoría de acepciones de la palabra jugar.* Cuando una persona hace teatro, se olvida de sí misma para meterse en el papel que interpreta; es a lo que llamamos «representar un papel». Al actuar, saltamos al reino de la imaginación. Platón señaló que «saltar» forma parte de muchas palabras que tienen que ver con el juego. Creía que el deseo de saltar, como «saltar de alegría», es básico en todos los animales con patas, incluidos los humanos. Jugamos a imaginar una fantasía, por ejemplo que somos un caballero de la Mesa Redonda o que la suerte de la humanidad depende de si ganamos una partida de solitarios. Y cuando jugamos un partido con unas reglas determinadas —por ejemplo, de fútbol—, estas reglas son en el fondo intrascendentes, ya que tanto si ganamos como si perdemos, o incluso si seguimos las reglas al pie de la letra o no, no tendrá unas consecuencias serias en el mundo real. Después de todo, no es más que un juego deportivo.

Por supuesto, uno también se puede olvidar de sí mismo en los asuntos serios, como sería en el trabajo, pero la principal diferencia es que en esta clase de actividades nunca nos olvidamos del objetivo, de la meta perseguida. Podemos estar, por ejemplo, tan enfrascados redactando un informe que nos olvidemos de nosotros mismos, pero sabemos en todo momento que debemos terminarlo, y redactarlo bien, antes de que acabe la jornada laboral. En el juego, en cambio, jugamos por jugar. Ni siquiera lo hacemos *para* divertirnos, simplemente nos divertimos jugando. Y si no, preguntádselo a un niño o incluso a un osezno, que de poder hablar se sumaría a la respuesta del niño: no juegan *para* divertirse y, sin embargo, acaba pasándoselo en grande.

---

* En inglés la palabra «play» significa tanto «jugar», como «representar un papel», «tocar un instrumento» o «jugar un partido». [*Nota de la T.*]

SOBRE LOS ANCIANOS DIVIRTIÉNDOSE

El recuerdo más antiguo que conservo de ver a ancianos divir-
tiéndose fue en París a principios de la década de 1960. En aquella época seguía unos cursos de Filosofía en la Sorbona, cursos
que si ya costaban de entender en inglés, en francés constituían
un suplicio para mí, y al final de mi adolescencia me sentía solo
y patético de una forma parisina ligeramente romántica. Cargado con *L'être et le néant* (*El ser y la nada*), un libro de setecientas
páginas de Jean-Paul Sartre, daba paseos con aire taciturno, y en
uno de ellos crucé por casualidad un arco de piedra del quinto
distrito que daba a un parque llamado Arènes de Lutèce. En este
lugar prácticamente oculto me topé con los restos de un reducto
romano del siglo I, equipado con un enorme anfiteatro.

Trepé hasta la parte más alta y me senté en las gradas. A mis
pies, en la misma arena donde los gladiadores habían jugado sus
juegos mortales siglos atrás, un grupo de seis ancianos estaban
jugando a la petanca. Lo que me impactó enseguida fue la ele-
gancia y el decoro de esos ancianos: todos llevaban chaqueta y
corbata o pañuelos de cuello, algunos iban con boina, y se com-
portaban con caballerosidad —una buena tirada era recibida
con amables inclinaciones de cabeza—, y al mismo tiempo con
un caluroso afecto. Sonreían y reían con frecuencia y a menudo
les daban a sus compañeros palmaditas en la espalda y los hombros en un cálido gesto. Pero ante todo, este sexteto de atractivos
y elegantes veteranos jugaban con deleite.

El espectáculo me emocionó mucho. En aquella época no
supe exactamente por qué, de pronto me sentí lleno de una esperanza que hacía tanto que no sentía que al principio no la reconocí. La alegría de los jugadores flotó hacia mí, me envolvió.
Ahora al recordarlo, me doy cuenta de que la profunda alegría
que sentí venía sobre todo de que aquellos *ancianos,* al otro extremo de la vida del que yo me encontraba, seguían revelando la

alegría de estar vivos. No me puedo imaginar una escena más inspiradora para un joven entrando con pasos vacilantes en la adultez que esta.

¿La alegría de esos ancianos franceses venía de su enfrascamiento en el juego o era el juego la expresión de una alegría que ya residía en su interior, un medio para expresarla? Es la clase de pregunta que los filósofos y los psicólogos (y Huizinga) se hacen, pero yo me conformo con saber que el puro juego y la pura alegría están estrechamente ligados.

Estoy seguro de que no fue una casualidad que a los pocos días de contemplar este juego de petanca dejara los estudios y decidiera divertirme lo máximo posible antes de que se me acabara el dinero y tuviera que volver a Estados Unidos para ganarme la vida. Tal vez fuera el epicúreo que hay en mí, pero lo cierto es que me sentí inspirado a jugar. También es posible que me hubiera influido un atractivo dato etimológico que un sardónico compañero de clase de la Sorbona me había mostrado hacía poco: el origen etimológico de «escuela» viene de la palabra griega antigua «ocio». Este compañero me contó que Platón expuso esta idea en Grecia en su diálogo *Eutidemo,* en el que Sócrates desprecia a los sofistas sosteniendo que uno aprende más «jugando» con ideas en el tiempo libre que asistiendo a clase. Y el sucesor de Platón, Epicuro, campeón del mundo del placer, creía que había una conexión sencilla y a la vez elegante entre el aprendizaje y la felicidad: la finalidad de la educación era sintonizar la mente y los sentidos con los placeres de la vida.

No me hizo falta oír más. ¡Me largué de la Sorbona!

Sólo unas semanas más tarde de presenciar el juego de petanca, cuando estaba vagando por España, me topé con un grupo de ancianos y niños recogiendo almendras. Habían colocado en el suelo mantas alrededor de un almendro y los niños agitaban las ramas con bastones y rastrillos hasta que las almendras caían al suelo, mientras los ancianos, plantados junto a los bordes de la manta, devolvían de un puntapié las almendras que habían ido a parar fuera. Era una repartición perfecta de labores: los niños zarandeaban con brío las ramas y los ancianos de un puntapié las hacían volver tranquilamente a la manta.

Después de contemplarlos durante varios minutos, percibí un ritmo regular en sus movimientos, había tal acompasamiento entre los zarandeos y los puntapiés que tenían la misma calidad que un solo del baterista Elvin Jones. Y como era de esperar, al poco tiempo mientras recogían las almendras, se pusieron a cantar una canción popular que estoy seguro de que los niños españoles llevan cantando hace siglos, canción que se acoplaba perfectamente a la cadencia de sus movimientos.

Aunque todos conocieran bien la canción, les salía de la garganta con la misma espontaneidad de un salto de alegría. Habían transformado el trabajo en un juego y, como ocurre con el puro juego, estaban embebidos en él. Era un acto de trascendencia comunal que a mi modo de ver elevaba más el espíritu que cualquier himno o oración que yo hubiera oído cantar en una sinagoga o en una iglesia. La canción de los recogedores de almendras me levantó el ánimo.

Los niños son compañeros de juego ideales para los ancianos. Compartimos con ellos cualidades fabulosas de las que carecen los que se hallan en esa difícil etapa entre la inmadurez y la vejez. Para empezar, tanto los niños como los ancianos nos movemos con paciente lentitud. Un niño pequeño puede pasarse horas repitiendo parsimoniosamente la misma operación como, por ejemplo, al construir una torre con bloques. Y cuando ésta se tambalea y cae, soltando unas risitas, empieza a construirla de nuevo. Ahora que ya soy mayor, a mí me pasa lo mismo, me ensimismo fácilmente en ello. Ahora no tengo ninguna prisa por levantar la torre de una vez por todas, al contrario de cuando era un padre de mediana edad consciente en todo momento de las responsabilidades que me esperaban en cuanto me hubiera quitado de encima la interminable empresa de construir una torre. En aquellos tiempos incluso me sentía frustrado por la inutilidad de intentar en vano levantarla, me recordaba demasiado una tarea digna de Sísifo y me hundía en la angustia existencial. Pero ahora es distinto. La meta —construir una torre— no es más que un juego. A decir verdad, cuando la torre se derrumba yo también me río. Mi nieto y yo nos divertimos simplemente con este juego.

Esta afinidad natural en la lentitud que comparten los niños y los vejetes también desemboca en juegos *intelectuales* compartidos, sí, por más que a uno le sorprenda. El crío que le pregunta a su abuelo: «¿Por qué vuelan los pájaros?», o «¿De dónde vienen los niños?» ha dado con la persona ideal. Un anciano puede tomarse todo el tiempo que haga falta para responder a esta clase de preguntas, no tiene ninguna prisa. Tanto los niños como los viejos intuyen que tras desvelar las incógnitas sobre las alas y los óvulos fecundados, siguen quedando algunas preguntas filosóficas esenciales por responder como, por ejemplo, el sentido de la vida (¿uno nace para volar? y el origen de las cosas (¿pero de dónde salió el primer óvulo?). Comparten la base de toda búsqueda filosófica: una curiosidad pura y juguetona. Por eso un niño no para de preguntar «¿Pero por qué?» después de cualquier respuesta que su abuelo le dé, y el abuelo sigue alegremente intentando encontrar las respuestas hasta que el sol se pone.

Cuando cuento uno de mis chistes filosóficos favoritos, siempre es un niño pequeño el que más alto se ríe.

Andreas: ¿El mundo en qué se sostiene?
Orestes: En el Atlas, claro está.
Andreas: ¿Pero el Atlas en qué se sostiene?
Orestes: En el lomo de una tortuga.
Andreas: ¿Pero la tortuga en qué se sostiene?
Orestes: En el lomo de otra tortuga.

Andreas: ¿Pero esa tortuga en que se sostiene?

Orestes: Mi querido Andreas, ¡hay una infinidad de tortugas por debajo de ella!

Un niño capta la deliciosa absurdidad de este diálogo sobre una regresión infinita mejor que cualquier otra persona que se encuentre entre esa edad y la de un anciano.

A juzgar por mi experiencia, los animales simpáticos y los ancianos también tienen algo en común cuando se trata del puro juego. A medida que pasan los años, juego cada vez con mayor frecuencia a rodar por el césped con mi perro *Snookers*. Me produce un incalculable placer. No ha habido ni una sola ronda de tumbos con mi mascota que no me satisficiera.

¿Qué es lo que siente un vejete al rodar por el césped con su perro? —o para decirlo en palabras de Edmund Husserl—, ¿cuál es la fenomenología de un anciano-rodando-con-un-perro-por-el-césped? (Los filósofos centroeuropeos son expertos en transformar en saber abstracto lo que los ensayistas han estado haciendo en su vida privada desde tiempos inmemoriales: anotar las *sensaciones* producidas por sus experiencias.)

Para empezar, me siento ridículo. De hecho, me siento tan ridículo que sin querer empiezo a soltar risitas. Mis risitas hacen a su vez que *Snookers* se arroje sobre mi torso y me lama la cara. Intento apartarlo juguetonamente, es decir, sin pretender hacerlo del todo, y como *Snookers* lo sabe, sigue saltando encima de mí y dándome lametones. Y entonces rodamos por el césped un poco más. El juego consiste simplemente en esto.

Sin duda hay un elemento fisiológico por el modo en que este juego me hace sentir —lo más probable es que tenga que ver con que al rodar por el césped y reírme, me aumente el riego sanguíneo en el cerebro—, pero sea por la razón que sea, lo que siento es una oleada increíble de alegría. Me siento de lo más contento. Si la segunda infancia es esto, me alegro de encontrarme en ella.

De vez en cuando algún vecino me ve mientras estoy rodando por el césped con mi perro. En estas ocasiones supongo que no me juzgará con demasiada dureza debido a mi edad. De cualquier modo, me alegra decir que tanto *Snookers* como yo seguimos divirtiéndonos como si nada.

—⁓—

Por supuesto, si en un día de sol quiero ver los mejores compañeros de juego de un anciano, sus viejos amigos, lo único que debo hacer es mirar hacia la mesa de Tasso en la taberna de Dimitri. Por suerte, en mi país yo también, al igual que él, tengo mi propia versión de la mesa de Tasso.

Hace más de treinta años, cuando todavía éramos cuarentones, mi amigo Lee, un comediógrafo, fundó un club para tipos divertidos. Como desde su optimista punto de vista íbamos a vivir una pila de años, apodó el club *Los vejestorios*. Lee se imaginó unos encuentros como los de la Mesa Redonda del Algonquin,[*] pero acabaron evolucionando en una mesa de escandalosos escritores de chistes.

Todavía nos seguimos reuniendo cada varios meses en un restaurante de mala muerte y cotorreamos durante horas. Cualquier tema serio que pueda surgir en la conversación, por ejemplo el último escándalo político, sólo lo usamos para crear una ocurrencia chistosa, y luego otra que la «supere», y luego otra más hilarante aún: creamos un chiste tras otro, muchos contados a la antigua usanza, con el pausado estilo de nuestros padres, haciendo una descripción minuciosa y estrafalaria de los personajes y los detalles llenos de digresiones, de modo que aca-

---

[*] Un grupo de escritores, críticos, periodistas y actores famosos que se reunían para comer a diario en el hotel Algonquin. Sus tertulias se reflejaban en algunas de las columnas que escribían. [*N. de la T.*]

ban convirtiéndose en historias matizadas y rocambolescas, una especie de realismo mágico al estilo del humor judío. Las bromas sólo son un pelín competitivas, aunque claro está las ocurrencias malas son abucheadas con tanta vehemencia que el camarero incluso se asusta y todo.

Los vejetes podemos darnos el lujo de reír hasta que nos duelan las costillas.

Lo que mis amigos y yo pretendemos hacer, según la clasificación del profesor Huizinga, es una de las mejores formas de recreación humana: jugar con palabras e ideas. Nos inventamos historias ingeniosas y divertidas, nos imaginamos toda clase de agudezas sobre el mundo, jugueteamos con él y luego, sin ningún tipo de reparo, hacemos pasar lo absurdo por real.

EN EL CENIT DE MI APRECIACIÓN
DE LOS ANCIANOS JUGANDO

Media década más tarde, después de ver a esos niños y viejos recogiendo almendras en una zona rural de España, vi por primera vez a unos griegos ancianos bailando con sumo deleite. Era la primera vez que presenciaba semejante escena y desde entonces nunca he vuelto a ver a nadie más bailar con tanta pasión. En aquella época apenas conocía la isla de Hidra y aún no había hecho el montón de amigos, tanto griegos como expatriados, que enriquecerían mi vida.

Desde la ventana de mi alojamiento, en lo alto de la colina, la luna llena bañaba con su luz blanquecina las casas encaladas y los senderos pedregosos de Hidra, dándole al paisaje diurno de la isla la apariencia del negativo de una foto. Lo que bajo el sol se veía agreste aparecía ahora espectral bajo el fulgor de la luna, y la misteriosa luz que se colaba por la ventana me hizo salir de mi habitación y caminar por la pasarela de la costa para gozar de un fascinante paseo. Reinaba un profundo silencio sólo interrumpido por el ocasional rebuzno de un asno y el cacareo de un gallo, y de súbito me di cuenta de la ausencia de ruido de fondo en la isla. Un lugar sin automóviles redefinía el silencio.

Entonces oí una música viniendo del puerto principal, el apagado repiqueteo de las notas bajas de un instrumento, y a medida que me acercaba a ella percibí el tañido de un buzuki turco. Seguí la melodía hasta llegar a la taberna de Loulou. Una vez allí reconocí la música, era una canción típica de Mikis Theodorakis, en aquella época la dictadura griega prohibía su música por las actividades antifascistas del compositor. Las puertas de la taberna estaban cerradas, pero una de las ventanas estaba abierta de par en par. Eché una mirada al interior.

Cinco ancianos estaban bailando uno al lado del otro, unidos por un pañuelo que sostenían con las manos alzadas. Me impresionó la expresión orgullosa, desafiante y, sobre todo, exultante de sus enhiestos rostros surcados de arrugas. Todos se esforzaban por mantenerse derechos, aunque ninguno lo conseguía del todo y, sin embargo, ejecutaban con las piernas el baile de pasos laterales en una sincronía perfecta y airosa. Cuando, hacia el final de la canción la música se fue acelerando gradualmente, sus pasos también se aceleraron con ella. Después del clímax del *crescendo*, se quedaron quietos un largo momento los unos junto a los otros con las manos levantadas. Ninguno gritó *¡oopa!* como más tarde me enteraría de que era costumbre hacer. Lo que acababa de presenciar era ni más ni menos que un baile a la vida, a la resistencia, pese al régimen totalitarista en Atenas y, además, pese a los impedimentos de la vejez. Era el juego en su estado más puro.

Por fin comprendí lo que Platón quería decir cuando afirmaba que el puro juego está íntimamente ligado a lo divino. En la citada parte sobre el juego de su obra *Leyes,* escribió: «El hombre está hecho para ser un juguete de Dios, y esta es la mejor parte de él… Por lo tanto cada hombre y cada mujer deben vivir en consecuencia y jugar los juegos más nobles… ¿Cuál es pues la forma correcta de vivir? La vida debe ser vivida como un juego».

Desde que Platón hizo esta afirmación, una gran cantidad de filósofos, tanto importantes como menores, han ponderado el significado metafísico del juego, como Martin Heidegger, el enigmático destacado representante de la ontología del siglo xx, que nos planteó una pregunta bastante desconcertante en su conferencia *El principio de razón,* «¿Deberíamos reflexionar sobre el ser… empezando con la esencia del juego?»

La pregunta de Heidegger es demasiado paradójica para mí, sin embargo percibo algo muy significativo en esta idea según la cual la vida no es más que un juego. Se trata de una visión del mundo que valora la vida sin tomársela totalmente en serio. Sentir que uno puede ir más allá de sí mismo en el juego de la vida no es una actitud cínica a diferencia de la de «como todo no es más que un gran juego, nada importa en el fondo». Sí, pese a ser jugadores en un juego que nunca acabaremos de entender, ¡es un juego increíble!

SOBRE JUGAR CON EL TIEMPO

—Pasa cada cuenta siguiendo su ritmo interior —me dice Dimitri señalando a su padre, Ianos, que mira pensativo por la ventana mientras juguetea con su *kombolói*—. Es como el director de una orquesta fijando el *tempo* de su vida.

Si la interpretación de Dimitri es correcta, debe de haber algo existencialista en pasar las cuentas del *kombolói*. Es una forma de fijarse en el tiempo, de «espaciarlo» y «hacerlo durar». Tal vez esta antigua tradición que Ianos practica no sea un pasatiempo para calmar los nervios sino todo lo contrario, una forma de atrapar el tiempo, de hacerlo suyo. Ianos *juega* con el tiempo.

Le pregunto a Dimitri por qué cree que la tradición del *kombolói* está desapareciendo en Grecia. Se encoge de hombros.

—¡Vete a saber! —responde—. Nos hemos vuelto más europeos y menos griegos. Pero esto no es malo, yo crecí temiendo el *matiasma* [el mal de ojo]. Siempre llevaba una de esas pulseras azules para protegerme de él. Hasta la llevé en el mar todos esos años y me tomaron mucho el pelo por ello. Pero ahora sólo las personas mayores siguen creyendo en el *matiasma*. Para serte sincero, no echo de menos todas esas supercherías.

—¿Pero echarás de menos el *kombolói*?

—Sigo conservando el mío —contesta—. A veces paso las cuentas, pero sólo cuando estoy solo. Ahora me da un poco de corte usarlo en público. Pero sí, lo echaré de menos cuando la generación de mi padre desaparezca y se convierta en un objeto olvidado —añade riendo—. Aunque puede que no desaparezca. Ahora se está poniendo de moda entre algunos *yuppies* atenienses, lo usan para que les ayude a dejar de fumar. Bajan del acuaplano con el *kombolói* en una mano y el iPhone en la otra.

No pude evitar reírme de la imagen. Sintetiza a la perfección lo contrarios que son estos dos extremos del «tiempo vivido».

«La memoria es la madre de la sabiduría.»

_____

Esquilo

3

Las fotografías de Tasso salpicadas por la lluvia

SOBRE LA REFLEXIÓN SOLITARIA

Después de salir de la taberna de Dimitri, en el camino de vuelta a mi alojamiento, vuelvo a ver a Tasso en la terraza más alta, y a los pocos minutos lo contemplo de nuevo desde la ventana que hay junto al escritorio de mi habitación. A su lado veo una mesita en la que descansan varios cuadernos viejos y una caja llena de postales y fotografías. Su rostro curtido tiene un aire pensativo y satisfecho. Es un día para la reflexión solitaria.

En mi habitación oigo la lluvia empezando a caer, repiquetea suavemente sobre el tejado. Tengo frío, me siento un poco solo y sobre todo, viejo. En este momento ejecutar varios pasos exultantes de baile griego no creo que sea la solución. Me retiro a mi estrecha cama para leer un poco más sobre la filosofía del tedio y el juego, mi estrategia provisional para sacarle de encima a este viejo la depre que le entra en los días lluviosos. Parece un buen *kairós* para jugar con las ideas.

SOBRE LOS PENSAMIENTOS OCIOSOS

Svendsen señala que muchos pensadores desde la Antigüedad hasta épocas más recientes vincularon una vida ociosa a la producción de ideas portentosas y a un conocimiento más profundo de la vida. Cita al poeta romano Lucano, que escribió: «El ocio siempre crea pensamientos variados», y Montaigne, en su ensayo sobre la ociosidad está totalmente de acuerdo con ello, y añade que «los pensamientos ociosos, como caballo desbocado, lanzándose por el campo difuso de la imaginación, son mucho más feraces que el pensamiento embridado». Svendsen también menciona al filósofo alemán del siglo XVIII Johann Hamann, que creía que los ociosos tienen una mejor perspectiva sobre las ideas filosóficas que los estudiosos, en parte por ser menos proclives a quedarse atrapados en minucias. Yo no tengo nada que decir en contra de ello. Por lo visto, Hamann se ponía un poco a la defensiva con el tema de la ociosidad: cuando un amigo lo criticó por holgazanear, dicen que le soltó que trabajar es fácil, pero que la verdadera ociosidad exige valor y fortaleza.

La verdadera ociosidad también exige paciencia, la cual en cierto sentido, es el antídoto para el tedio. Un viejo de pura cepa puede ser la encarnación de la paciencia por la simple razón de que no tiene ninguna prisa. Recuerdo una noche lejana en la que mientras viajaba a Filadelfia en un tren abarrotado, oí a una jovencita quejarse a su madre «¡Dios mío, ojalá ya hubiésemos llegado!» La madre de pelo blanco le repuso con viveza: «Cielo, nunca desperdicies ni un solo minuto de tu vida».

Incluso la falta de experiencias nuevas en la vejez puede considerarse una gran ventaja. Ya hemos vivido muchas y normalmente no nos han satisfecho. Svendsen escribe: «El tedio existencial… debe interpretarse básicamente a partir del concepto de *pobreza de experiencias.* El problema es que, por lo general, intentamos superar este tedio persiguiendo vivencias siempre nuevas, siempre más intensas, en lugar de tomarnos el tiempo necesario con el fin de vivir experiencias».[*]

Sí, precisamente lo que un anciano tiene a manos llenas es *vivencias.* El truco está en bajar de ritmo lo suficiente para contemplar e incluso saborear, con un poco de suerte, esta experiencia acumulada.

SOBRE LA SUPERIORIDAD DE LOS PLACERES MENTALES

Epicuro estaba convencido de que los placeres mentales superan los físicos sobre todo por la ventaja de la mente de ser capaz de contemplar los placeres del pasado y anticipar los del futuro. Según una explicación del filósofo romano Cicerón, que adoptó la vida epicúrea en la senectud, esto le permitió sentir «una serie continua e interconectada de placeres».

Desde una perspectiva psicológica moderna, esta capacidad epicúrea de la mente para experimentar placer simplemente recordando sensaciones agradables parece exagerada y optimista en exceso. Pero merece la pena considerar el entusiasmo de Epicuro por los placeres mentales: en especial, por la contemplación solitaria y las conversaciones instructivas.

Tanto Epicuro como Platón creían que sólo en la vejez podemos dedicarnos con gran ardor a una actividad mental libre y variada. En *La república,* Platón lo atribuye al hecho de no estar ya excitados sexualmente: «pues en la vejez llega a producirse una gran calma y libertad; cuando las pasiones han cesado en su violencia y se han apaciguado… no nos libramos de uno sino de muchos tiranos furibundos».

---

[*] Lars Svendsen, ob. cit. p. 55. [*N. de la T.*]

Y Epicuro consideraba esta oportunidad de la vejez como un beneficio más de dejar atrás el mundo de los negocios y la política, puesto que nos permite volcar nuestra capacidad mental en otros asuntos más íntimos y filosóficos. La inmersión en el mundo de los negocios restringe la mente, limitándola a pensamientos convencionales y aceptables; no es fácil cerrar un trato si interrumpimos la reunión para meditar largo y tendido en la relación del ser humano con el cosmos. Además, al no tener una agenda que cumplir, disponemos de todo el tiempo del mundo para cavilar sin prisas, para dedicarnos a un pensamiento con tanta persistencia y profundidad como haga falta. Epicuro señala en una carta dirigida a Meneceo, que un anciano se encuentra en la etapa ideal para abrir su mente a ideas nuevas, «puesto que ya no teme el futuro». Un anciano ya no necesita preocuparse por la siguiente ficha que moverá, porque la partida de ajedrez ha terminado. Es libre de pensar en lo que le venga en gana.

Las investigaciones cerebrales actuales aportan un punto de vista sináptico a la observación platónica según la cual en la senectud estamos en mejor forma para generar pensamientos filosóficos. Un estudio realizado por la Universidad de Montreal ha revelado que la mente de los ancianos es más eficiente que la de las personas más jóvenes. El doctor Oury Monchi, principal investigador del estudio, escribe: «Ahora existen evidencias neurobiológicas que demuestran que con la edad llega la sabiduría y que a medida que el cerebro envejece, también aprende a emplear mejor sus recursos». Y las investigaciones llevadas a cabo en la Universidad de California, en San Diego, han descubierto que «un cerebro más lento puede ser un cerebro más sabio», porque en la vejez las partes del cerebro que rigen el pensamiento abstracto y filosófico y la anticipación perceptiva están libres de las distracciones causadas por la dopamina, un neurotransmisor. El estudio concluyó: «El cerebro de un anciano al depender menos de la dopamina, hace que éste sea menos impulsivo y tenga un mayor dominio de las emociones». ¡Ajá! Por lo visto la dopamina ¡es el «tirano furibundo» de Platón!

No me acaba de convencer dejar que los científicos definan lo que se entiende por «más sabio», pero estoy seguro de que los ancianos son capaces de pensar desde una perspectiva muy *distinta* a la de cuando eran más jóvenes. Tal vez sea porque los temas que exigen una lenta reflexión van ligados a una reflexión lenta, o porque un viejo tiene simplemente más tiempo para la contemplación, ¡o quién sabe!, quizá se deba a que ya no es adicto a la dopamina. Sea cual sea la razón de esta nueva forma de pensar, ahora tiene la oportunidad de cavilar en varios temas fascinantes.

SOBRE EL IMPULSO AUTOBIOGRÁFICO

A los viejos nos gusta pensar en la experiencia acumulada en nuestra vida. En la carta que Epicuro escribió en su lecho de muerte a Meneceo, afirma: «De modo que debe interesarse por la verdad tanto el joven como el viejo, éste último para que al mismo tiempo que se hace viejo rejuvenecerse en dicha por la satisfacción de sus recuerdos pasados». Me recuerda una expresión que oí a una vecina decir cuando yo era niño: «Esa mujer es tan mayor que puede tener la edad que quiera».

Pero a veces un anciano o anciana no sólo quiere recordar el pasado, sino buscar además el hilo narrativo de su vida, algo que la una como suya.

SOBRE LAS MEMORIAS Y LA VEJEZ AUTÉNTICA

El impulso autobiográfico puede ser de dos clases. El primero es el creciente deseo de contar a los demás la historia de la vida de uno: el reciente aumento en la población de personas mayores de 65 años ha hecho que se publiquen un montón de memorias. El segundo es simplemente el deseo de reunir la historia de la propia vida para *uno mismo*. Aunque estos impulsos suelen transformarse en emociones encontradas. Uno de los problemas de escribir unas memorias para publicarlas, es la tentación de retocarlas para que sean más atractivas. Después de todo, ¿quién quiere ser recordado como alguien que se ha pasado, por ejemplo, una cantidad inaudita de tiempo viendo en la tele la serie *Ley y orden*? ¡No publicará este dato ni loco! Pero la posibilidad de haberse pasado muchas horas intrigado por el desenlace de algún capítulo de dicha serie sí que contará en el sincero intento de darle un sentido temático a su vida. A quienes les gusta filosofar, la empresa de construir la historia de la vida de uno para uso personal juega un papel muy importante en la creación de una vejez auténtica.

Pero algunos filósofos no están de acuerdo. En el segundo tomo de *Retórica,* Aristóteles, un cascarrabias en lo referente al tema de los viejos, escribió: «Y viven más para el recuerdo que para la esperanza, pues es poco lo que les queda de vida y, en cambio, mucho lo vivido y, por su parte, la esperanza reside en el futuro, mientras que el recuerdo se asienta en el pasado. Lo cual es también la causa de su charlatanería, pues se pasan la vida hablando de sucesos pasados, porque gozan recordando».[*]

No se puede decir que sea un consejo que nos anime demasiado a dejarnos llevar por el impulso autobiográfico, al contrario.

Bertrand Russell usa el razonamiento aristotélico de forma más reveladora. Russell, un precoz eternamente joven que vivió hasta los noventa y ocho años (atribuía su longevidad a haber elegido sus antepasados a conciencia), escribió en su ensayo de 1975 *Cómo envejecer:* «Psicológicamente, existen dos peligros

---

[*] Aristóteles, *Retórica*, Gredos, Barcelona, 2003, p. 250. [*N. de la T.*]

contra los que hay que estar vigilante cuando se llega a viejo. Uno de ellos consiste en absorberse indebidamente en el pasado. No se debe vivir de memorias, lamentándonos por el buen tiempo pasado, tristes por los amigos que murieron. Nuestros pensamientos deben estar dirigidos hacia el futuro y hacia cosas en las que se pueda hacer algo».[*]

Y en el poema «¿Por qué no habrían de estar furiosos los viejos? William Butler Yeats describe lo que él consideraba el producto inevitable de estar anclado en el pasado, un docudrama personal de expectativas truncadas:

> *¿Por qué no habrían de estar furiosos los viejos?*
> *Más de uno ha visto a un chico prometedor*
> *con un buen pulso en la pesca con anzuelo*
> *convertirse en un periodista borracho;*
> *a una chica que se sabía a Dante de memoria*
> *vivir para parir hijos de un zopenco;*
>
> *Ni una sola historia encontrarían*
> *de una mente feliz que no se desilusionara*
> *con un final digno de su comienzo.*
> *Los jóvenes nada saben de esto,*
> *pero los viejos observadores bien lo conocen:*
> *y cuando sepan lo que dicen los libros de antes*
> *y que nada mejor podemos esperar,*
> *sabrán por qué habrían de estar furiosos los viejos.*

Pero yo me decanto más por el psicólogo y filósofo existencialista Erik Erikson, que estaba convencido de que los recuerdos llenos de nostalgia y desesperanza no son nuestra única op-

---

[*] Bertrand Russell, *Retratos de memoria y otros ensayos*, M. Aguilar Editor, Buenos Aires, 1960, p. 54. [*N. de la T.*]

ción. Al contrario, Erikson afirmaba que una forma de recordar madura y sabia es precisamente lo que necesitamos en una vejez auténtica.

SOBRE EL IMPERATIVO AUTOBIOGRÁFICO

Una de las contribuciones a la psicología moderna más famosas de Erikson fue su formulación de las etapas de la evolución personal, en la que va más allá de las etapas tradicionales freudianas del desarrollo infantil temprano para incluir toda la vida, incluso la vejez. A esta última la llama de modo alentador la «madurez».

En cada etapa Erikson plantea un conflicto entre dos extremos que se debe resolver para superarla. Por ejemplo, en la adultez temprana el conflicto principal es entre la intimidad y el aislamiento. Una buena resolución proviene de establecer relaciones afectuosas, y un mal resultado es la soledad y la alienación. En la madurez Erikson ve el conflicto entre lo que él llama la «integridad del ego» y la desesperanza. En esta etapa la tarea más importante es *reflexionar sobre nuestra vida.*

Para Erikson una buena resolución del conflicto entre la integridad del ego y la desesperanza es una sensación de plenitud sabia y meditada, la aceptación filosófica de uno mismo pese a los graves errores cometidos y los traspiés dados por el camino. Erickson creía que la aceptación filosófica de la vida de uno en la vejez viene directamente de una capacidad madurada para amar. Escribió que la relación personal clave que debemos mantener para progresar en la vejez es, de entre todas las personas, con el género humano —que él apoda «mi gente»—, la relación familiar más elevada. Un mal resultado de reflexionar en nuestra vida es la nostalgia y la amargura más absolutas.

Según la filosofía de Erikson, el impulso de la vejez de encontrar el hilo narrativo de nuestra vida no sólo es darnos el gusto de entregarnos a la nostalgia o de fantasear ociosamente, sino algo importantísimo en esta etapa. Es lo que Svendsen sugiere al escribir que las «vivencias» son lo opuesto de, y seguramente el mejor remedio para, el tedio de vivir una experiencia aislada e inconexa tras otra. Ligar las vivencias en una historia personal es el modo de darle sentido a nuestra vida.

SOBRE LA CUIDADOSA SELECCIÓN DE RECUERDOS

Charles Dickens empieza su obra maestra *David Copperfield* diciendo: «Si soy yo el héroe de mi propia vida o si otro cualquiera me reemplazará, lo dirán estas páginas».

Esta frase siempre me hace sonreír. Después de todo, si yo no soy el héroe de mi propia vida, ¿quién diablos iba a serlo? Pero sospecho que el bueno de Dickens estaba creando un chiste pre-existencialista en el que «cualquiera» podía ser la personificación de las fuerzas exteriores que determinarían los acontecimientos en la vida de Copperfield, es decir, su destino. En otras palabras, tal vez David Copperfield no *eligiese* su vida sino que simplemente dejó que le ocurriera. Aunque los existencialistas no estarían de acuerdo. La pregunta fundamental que el narrador espera responder al relatar en primera persona sus aventuras en «estas páginas» es si Copperfield acabará o no siendo el héroe *subjetivo* de su vida. Esta búsqueda se inicia preguntando qué episodios parecen ser importantes y proceder de manera significativa a partir de otros episodios.

Aunque sólo creemos unas memorias para uso personal, seguimos seleccionando cuidadosamente nuestros recuerdos, eligiendo los que en cierto modo confieren un buen hilo narrativo a nuestras historias personales, un sentido de causa y efecto e incluso de crecimiento personal. Y además, claro está, hay ese otro desagradable problema que Mark Twain tan bien señala: «Cuando era más joven podía recordarlo todo, hubiera sucedido o no; pero ahora me estoy haciendo viejo y pronto sólo recordaré lo más reciente». Después de todo, por lo visto todos necesitamos hacernos esta molesta pregunta filosófica: «¿Cómo podemos saber lo que es real y verdadero?», aunque matizándola un poco al añadir: «¿En este caso importa algo?»

Cuando recordamos nuestra vida por placer, no solemos verificar si todo lo recordado es real. Lo que nos interesa es recordar la *experiencia:* la sensación que nos produjo, lo que significó para nosotros en aquella época y lo que significa ahora. Por ejemplo, para reunir una historia de mi vida que tenga sentido, no parece que importe demasiado si mantuve o no en la universidad una conversación sobre fresas silvestres con el profesor Erikson, o si la estoy confundiendo con una que mantuve con un compañero de clase, o si incluso me la he imaginado después de asistir a una conferencia de Erikson. Lo que *podría* importar, y quizá bastante, es si el tema de esta conversación —tanto si ocurrió como si no— fue algo que me influyó mucho, tal vez generando en mí un interés por algo que aún conservo, o incluso cambiando mi visión del mundo. El hecho de tener este recuerdo y darle relevancia es más importante que su realidad absoluta y objetiva.

No, no afirmo por estar desvariando que un recuerdo sea real porque así lo *piense.* Si yo recuerdo con viveza la primera vez que pisé la luna, pese a saber de buena tinta que nunca fui un astronauta y que lo más cerca que he estado de ella es cuando subí a la cima del Monte Washington, tendré que admitir que he esperado demasiado para meditar en la historia de mi vida y que he cruzado esa frontera de la *vejez* en la que ya chocheo. En tal caso, tendré que trazar una línea entre el recuerdo posiblemente equivocado de la conversación con el profesor Erikson y el recuerdo imaginado del paseo por la luna. Aunque no es fácil.

Una serie de conferencias sobre el arte de escribir las memorias dada en la Biblioteca Pública de Nueva York se titulaba *Inventando la verdad.* Pero el título, además de ser atractivo, también es muy elocuente, ya que cuando intentamos reunir la historia de nuestra vida, buscamos los temas y patrones que hay en ella, y esto a su vez determina los recuerdos que elegiremos. Y lo contrario también es cierto: tamizamos nuestros recuerdos en busca de temas y luego buscamos recuerdos que les den validez.

A nuestra propia manera, estamos intentando usar el mismo ingenioso truco de Dickens, porque al elegir y seleccionar escenas de nuestra vida intentamos darle una coherencia e incluso —Dios nos ayude—, un *sentido.* Pero por arbitrarias que sean nuestras elecciones, es lo único que tenemos a nuestro alcance para esta tarea. En *El ser y la nada,* una obra monumental que pesa como una losa, Sartre escribió: «Hay algo especial en los recuerdos… al recordar alcanzamos por lo visto aquella imposible síntesis… que tanto anhelábamos».

En una vejez filosófica, no hay nada que uno desee más que realizar esta síntesis imposible.

SOBRE LA SABIDURÍA DE FRESAS SALVAJES

Hacia el final de su popular curso «El ciclo humano de la vida» impartido en Harvard en la década de 1960, Erikson bajaba la pantalla de proyección de la sala de conferencias para mostrar *Fresas salvajes,* la película de Ingmar Bergman. Erikson dijo que ningún caso clínico ni ninguna encuesta psicológica habían captado tan bien la «coherencia general, la "gestalt", de una vida entera» como esta película. La consideraba un retrato moderno extraordinariamente sensible y evocador de un anciano recordando su vida e intentando tanto darle un sentido como hacer las paces con ella.

Me resulta fácil comprender por qué *Fresas salvajes* le pareció a Erikson una película tan enriquecedora. La trama se desarrolla en un solo día de viaje, recuerdos, sueños, presentimientos y encuentros con familiares y desconocidos en la vida del doctor Isak Borg, un médico y bacteriólogo sueco jubilado. Viaja en coche acompañado de su nuera, distanciada por aquel entonces de su marido —el hijo de Borg—, a la Universidad de Lund, donde le concederán una medalla por los 50 años dedicados a su profesión. Al comienzo de este viaje es un viejo amargado, aislado y cínico en extremo en cuanto al consuelo de la religión y la posibilidad de que su vida, o la de cualquier otra persona, puedan tener algún sentido trascendente.

Antes incluso de iniciar el viaje, Borg se ve obligado a enfrentarse a su inminente muerte por tener un sueño aterrador en el que aparece un reloj sin manecillas y un ataúd en una carroza fúnebre con los caballos desbocados. Borg descubre que es su propio cadáver el que va dentro del ataúd. La sombra de su mortalidad no se despega de él durante el resto del día, obligándole a intentar darle un sentido a su vida antes de que sea demasiado tarde. Para Borg es un proceso extremadamente doloroso.

Muchos de los recuerdos que le vienen a la cabeza, sobre todo los de su niñez, apenas se distinguen de sus sueños y, como si de fantasías se trataran, están distorsionados por sus emociones, en especial por la angustia de una vida malgastada. ¿Estas distorsiones hacen que sus recuerdos sean menos reales? ¿O destacan la importancia que tienen para él? Para Erikson, ambas preguntas no tienen en cuenta la asombrosa percepción de Bergman respecto a que somos capaces de «inventarnos la verdad» de nuestros recuerdos por la sabiduría que acarrean. La angustia no es la única mirada con la que Borg puede contemplar su vida.

Pero la angustia tampoco se puede ignorar. No es una película de esas que te hacen sentir bien en la que Borg concluye al final que, a pesar de todo, la vida no le ha ido tan mal. ¡Ni hablar! Aun así, al final del día experimenta una especie de redención. Acepta su vida, con todo aquello de lo que se arrepiente, como *suya:* una vida humana, una vida profundamente conectada a «su gente». Y Borg intenta dolorosamente abrirse por fin a los seres queridos que le rodean.

Ocho y medio, la película italiana dirigida por Federico Fellini en la que el protagonista rememora su vida, aborda el tema de la angustia quizá de una forma más directa y menos sutil que *Fresas salvajes,* y además más alegre e incluso cómica. En este film al protagonista le bastará con vivir cerca del Mediterráneo para experimentar la catarsis. En *Ocho y medio,* Guido, el protagonista, un cineasta falto de inspiración, se descubre recordando las personas y los episodios de su vida; estos recuerdos a su vez se convierten en su deseada película. En el proceso Guido tendrá que enfrentarse a los comentarios de un cínico coro griego en forma de Daumier, su archicrítico. Daumier dice: «¡Qué monstruosa presunción creer que los demás podrían beneficiarse con el escuálido catálogo de sus errores! ¿Y a usted qué le importa reunir o no los retazos de su vida, sus vagos recuerdos…?»

Con todo, al final de su viaje, Guido afirma con una expresión de felicidad rayana en la locura: «Todo vuelve a estar como antes. Todo vuelve a estar confuso. ¡Esta confusión soy *yo*…! Ya no me da miedo admitir que sigo buscando algo que todavía no he encontrado. Sólo así me siento vivo, y puedo mirar tus ojos fieles sin avergonzarme… Acéptame tal como soy. Es el único modo de volver a encontrarnos».

—⁓—

Creo que la conversación que mantuve con el profesor Erikson fue sobre el final de *Fresas salvajes.* En aquella época yo tenía veinte años y estaba enojado con el mundo, como a tantos nos ocurría a principios de la década de 1960. Ni siquiera me podía imaginar cómo sería ser un anciano recordando mi vida, pero esto no me impidió decirle a mi profesor: «¿No era ya un poco tarde para Borg intentar conectar con sus seres queridos? Después de todo, le quedaba muy poco tiempo de vida». Pero el profesor Erikson me repuso simplemente: «todavía le quedaba tiempo».

—ɷ—

Me levanto de la cama y me dirijo con paso calmo a la ventana que hay junto al escritorio. Tasso ya no está en la terraza, pero ahora puedo verlo dentro de su casa, sentado a la mesa casi justo frente a mí. Está limpiando con la manga de la camisa una vieja fotografía salpicada por la lluvia.

«El hombre está condenado a ser libre, porque una vez arrojado al mundo, es responsable de sus actos.»

_____

Jean-Paul Sartre

4

Un siroco de juvenil belleza

SOBRE LA AUTENTICIDAD EXISTENCIAL

Hoy sopla un cálido viento africano que ha llegado de Creta. No es lo bastante fuerte para ser un siroco (en griego, *sirókos*), pero esto no impide a los isleños afirmar que están sufriendo el «efecto *sirókos*»: irritabilidad y pasiones desaforadas. Se dice que es producto de la discordancia causada por el sistema nervioso al esperar ser refrescado por el viento y ser en cambio calentado por él. Desde donde estoy sentado en la taberna de Dimitri, no todos los portazos que oigo son por el viento.

Algunos isleños, como Tasso, están seguros de que muchas personas usan el efecto *sirókos* como excusa para despotricar a sus anchas o practicar un sexo desenfrenado. Pero Tasso no suele sacar este tema a relucir. En una ocasión me dijo que creía que el llamado efecto *sirókos* permite hacer una agradable catarsis que mantiene el cuerpo en equilibrio del mismo modo que los excesos del Carnaval preparan a los brasileños para las privaciones de la Cuaresma. Estoy seguro de que Tasso era en el pasado un juez progresista con mentalidad abierta.

Él y sus amigos vuelven a estar en la misma mesa de siempre, charlando amistosamente, de momento sólo sobre el tiempo y sus pronósticos. Pero de repente enmudecen. Se quedan todos contemplando con la vista alzada la cima de las escalinatas de piedra del paseo marítimo que pasa por delante de la terraza de la taberna. Una joven ha aparecido en ellas con la blusa y la falda pegadas por el viento a su magnífico y voluptuoso cuerpo. Se detiene por un instante, tal vez disfrutando de la cálida brisa, aunque lo más probable es que le guste el efecto que provoca en los hombres que la miran, es su pequeño placer inducido por el efecto *sirókos*. A los pocos segundos aparece otra mujer mayor cubierta con la ropa negra tradicional propia de una viuda respetable. Reparando enseguida en la situación, la agarra por el brazo y la hace bajar las escaleras. La joven se llama Elena. Tiene diecinueve años y es una belleza clásica griega de brillante pelo negro azabache, piel clara olivácea y ojos chispeantes de gacela. La matrona es su abuela.

Los ancianos siguen mirando a Elena sin ningún reparo mientras ella y su abuela se aproximan. Al pasar por delante de donde están, se levantan ligeramente de la silla para saludarlas. Tasso las saluda con unos «Buenos días» al tiempo que les ofrece una elegante inclinación doblando su anquilosada cintura. Salta a la vista que es una inclinación de admiración y agradecimiento por la belleza de Elena.

En cuanto la abuela y la nieta se alejan, se reanuda la conversación en la mesa de Tasso, pero ya no gira en torno al tiempo. Sonrojados y animados, los hombres hablan de las mujeres hermosas que han visto y conocido en su vida. Tasso la inicia esta vez, es el que más ha viajado y más ha tardado en casarse de todos. Empieza afirmando que no hay nada más bello que una mujer *joven* porque la juventud es incomparable en su belleza. El filósofo poeta se explaya con deleite en este tema. Me recuerda a un amigo mío que en una situación parecida plagió a Keats diciendo: «La juventud es belleza y la belleza es juventud».

SOBRE EL DESEO SEXUAL FRENTE
A LA NOSTALGIA SEXUAL

Tan pronto corrió la voz de que las prostitutas eran bienvenidas a la mesa de Epicuro, en Atenas circularon los rumores de que tras los muros del Jardín tenían lugar orgías de proporciones epicúreas. Pero esos rumores nadan tenían que ver con la realidad.

Epicuro era, en cuanto al tema del sexo, incluso menos de lo que hoy día se entiende por epicúreo, ya que creía que el sexo tendía a írsenos de las manos, a sortear la importantísima y deseada zona de comodidad sin rozarla siquiera. Según Epicuro, el matrimonio y la procreación nos producen una satisfacción duradera (aunque él nunca se casó), pero el sexo —y el amor puramente sexual— nos trae inevitablemente un sufrimiento que supera con creces el efímero placer que nos reporta. El sexo pone en evidencia unas necesidades innecesarias e insaciables que nos hacen sentir vulnerables emocionalmente y nos turban el ánimo. Epicuro describió el doloroso ciclo del sexo: se inicia con la lujuria, es seguido por la pasión y, tras alcanzar la cúspide de la consumación, cae en picado en los celos o el tedio, o en ambas cosas. Según Epicuro no nos da paz alguna.

Sin embargo, no creo que Tasso y sus amigos, o ni siquiera yo, nos sintamos demasiado identificados con la opinión de Epicuro. Para nosotros el sexo ha valido la pena, pese a los quebraderos de cabeza que da, incluso recordándolo ahora, o tal vez *precisamente* por no ser más que un recuerdo. No estoy diciendo que seamos unos «viejos verdes» que seguimos obsesionados con fantasías sexuales y futuras proezas. Lo más cerca que Tasso está de serlo es cuando confiesa a sus amigos que mientras miraba a Elena plantada en lo alto de las escaleras ha sentido por un breve instante un hormigueo en la entrepierna. Taso añade sonriendo: «El gigante durmiente se ha despertado por un momento. Pero luego ha bostezado y se ha vuelto a dormir». No, dejaré que sea mi viejo amigo

de setenta y tres años que lleva un parche de testosterona y toma
Cialis de setenta y dos horas de duración, el que se entregue a tales
fantasías concupiscentes y viriles.

SOBRE LA AUTENTICIDAD EXISTENCIAL

Pensar en este amigo mío eternamente joven con el parche de
testosterona me ayuda a poner en orden mi filosofía en constante evolución de una buena y auténtica vejez. Una cosa es tener una libido activa y sin embargo un pene lánguido, en este
caso tomar Cialis parece ser la solución perfecta. Y otra muy
distinta es ponerse un parche de testosterona para reactivar la
libido. Esto último es como anhelar desear algo que no deseas.
Y esta actitud es un estado muy peculiar en del ser.

Jean-Paul Sartre, el existencialista del siglo xx que parece
haberse posado en mi hombro junto con Epicuro, nos ofrece
una forma muy cautivadora de abordar el enigma de los «eternamente jóvenes». En la ética sartriana se nos aconseja vivir con
autenticidad. Para Sartre la «autenticidad» es la norma aceptada
universalmente de «Sé sincero contigo mismo». Una persona
vive con autenticidad si actúa siguiendo el principio de que su
existencia precede a su esencia. *En esencia,* una persona no es
digamos un camarero, o un demócrata, o un bebedor empeder-
nido, estos no son más que papeles que *elige* representar en la
vida y no unas cualidades innatas que no pueda trascender. Por
ejemplo, una persona auténtica no puede decir de buena fe: «Me
tomo dos whiskis en el almuerzo porque yo soy así», ya que se
estaría tratando a sí misma como un objeto con unas características inmutables, que no existe como un sujeto con la capacidad
de elegir quién es y los actos que realiza.

Para mí el punto más importante es la advertencia de Sartre
de que no nos tratemos como un objeto. Es un inusual retazo de

filosofía moral que *siento* en mis carnes: tratarme a mí mismo como un objeto me hace sentir menos vivo, menos yo mismo. Cuando, por ejemplo, entro en un estado mental en el que estoy convencido de ser *en esencia* una persona desconsiderada que no tiene remedio, además de sentirme frustrado, siento que al negar mi capacidad de cambiar he dejado de estar realmente vivo. Pero al mismo tiempo sería ridículo no aceptar lo que está más allá de mi control: ya no puedo elegir ser joven, al igual que no puedo elegir ser alto y tener los ojos azules.

La mayoría de nosotros queremos ser tan responsables de nuestra vida como sea posible, lo cual es fundamental para llevar una vida que sea nuestra. Por tanto, yo soy quien soy. Si en la vejez un hombre ve que ha dejado atrás la etapa en la que siempre deseaba «llevarse a alguien a la cama», ¿acaso es ser sincero consigo mismo recurrir a la testosterona para sentirse como alguien que no es, es decir, como un joven cachondo? ¿No se está tratando como un objeto, en este caso como una especie de objeto sexual?

Supongo que un defensor de los parches de testosterona sostendría que los suplementos hormonales no le convertirán en otra persona, sino que simplemente aumentarán su propio vigor y vitalidad como si de una bebida energética se tratara. De hecho, incluso podría alegar que *elegir* volver a estar cachondo es un acto supremo de autocreación, el súmmum de la autenticidad.

Tal vez sea así. Pero sigo pensando que la vida tiene distintas etapas, cada una con sus propias cualidades, y que intentar manipularlas es intentar manipular el valor de cada una. Para mí es más auténtico reconocer que los deseos y las capacidades humanas cambian de una etapa de la vida a otra y que negar esta realidad es perderse lo más enriquecedor de cada una. No pienso intentar representar el papel de mujeriego, esto tendría tan poco sentido como intentar ser un jugador de tercera base en la Liga Juvenil de béisbol, aunque recurriera a los esteroides.

¿Por qué apruebo el Cialis y no la testosterona? Admito que en este caso estoy haciendo una distinción arbitraria —Sartre en un acto de generosidad deja mucho lugar para las distinciones arbitrarias—, pero tomar Cialis es como tomar un medicamento para un hueso roto, por decirlo de alguna manera, en cambio el parche de testosterona se parece más a imitar lo que hace que un hombre sea quien es en esa etapa de su vida. Su libido aún no ha decaído, se encuentra en plena efervescencia. Anhela desear algo que en realidad uno no desea tanto, y si se encuentra nada menos que en su octava década, parece una falsedad, un autoengaño.

Aunque no sé qué decir de mi amiga de sesenta y ocho años dotada de unos pechos preciosos por estar operada. ¡Dios mío, qué gran trabajo hizo el cirujano! Esta amiga mía me contó que ahora se siente más joven y atractiva, y que ambas cosas le han ayudado a ser más feliz, y siempre resulta difícil esgrimir un argumento en contra de la felicidad.

SOBRE LA NEGACIÓN EXISTENCIAL

Los parches de testosterona y los implantes de mamas no son sólo ejemplos de las decisiones que toman los típicos «eternamente jóvenes», sino que además representan la negación de la vejez.

Para los existencialistas, al igual que para la mayoría de psicoterapeutas actuales, no hay nada más funesto que negar la realidad de nuestra vida. Se dice que alguien que vive en un estado de negación no está plenamente vivo, como los cautivos ignorantes de la caverna de Platón que toman las sombras proyectadas en la pared por la realidad, negando la realidad que hay fuera, a sus espaldas —por más dura que sea— a plena luz.

Soren Kierkegaard, considerado el padre del existencialismo, declaró que la mayor negación del ser humano tiene que ver con su mortalidad. Nos inventamos un sinfín de estrategias para evitar encarar la realidad de la muerte, desde creer en una vida eterna en el más allá hasta convencernos de que «sobreviviremos» a través de los poemas íntimos que acabamos de componer. Lo hacemos por una razón muy comprensible: porque nos aterra la idea de morir un día para no volver a vivir nunca más. Pero Kierkegaard afirma que lo que hacemos no es elegir vivir la vida con plenitud y lucidez, sino que en su lugar nos estamos moviendo a tientas en la caverna de lo ilusorio.

A mediados del siglo xx el antropólogo Ernest Becker desarrolló la tesis de Kierkegaard en *La Negación de la muerte*, su libro galardonado con el Premio Pulitzer. Becker añadió una dimensión psicológica y cultural a la negación de la muerte, viéndola como un mecanismo de supervivencia del ser humano. Sin esta ilusión, sostiene, la civilización se habría disuelto en la desesperación. Becker creía que en esta edad de la razón, en la que apenas creemos en la religión, nuestro intento fallido de lidiar con nuestra mortalidad es la causa principal del aumento de enfermedades mentales.

No querer aceptar que nos hemos hecho mayores es una nimiedad si se compara con negar nuestra mortalidad y, sin embargo, es evidente que las dos negaciones están relacionadas. Según una encuesta reciente, cerca de la mitad de los estadounidenses *no* creen en la vida después de la muerte o en cualquier otra clase de inmortalidad, y el porcentaje es mucho mayor en el grupo de las personas más cultas y adineradas. A juzgar por los hechos, muchos de los eternamente jóvenes se niegan a aceptar que su fecha de caducidad expirará pronto. Por eso hacen unos cálculos confusos al programar el resto de su vida. Se creen que aún les queda mucho tiempo para seguir siendo jóvenes, para continuar su dinámica etapa de la vida.

Pero han calculado mal. Porque lo que entonces ocurre es que pasan directamente de la etapa de «eternamente jóvenes» a una vejez *vetusta*, perdiéndose la oportunidad de ser un anciano realizado que «ha arribado a la vejez como a un puerto seguro, habiendo protegido su verdadera felicidad». Se pierden para siempre la etapa que yo también empiezo a considerar, como Epicuro, el pináculo de la vida.

Kierkegaard y Becker seguramente verían la negación de la vejez como una estrategia oculta para negar la muerte. Después de todo, la etapa de la vejez es la *última* etapa de la vida, es decir, sin contar la vejez *vetusta*, cuando apenas estamos aún vivos. Al saltarnos la vejez nos podemos olvidar fácilmente de lo que realmente somos en la etapa postrera de la vida.

Elegir el camino de los «eternamente jóvenes» podría ser después de todo una peligrosa estrategia para negar la muerte, ya que nuestro mecanismo de defensa concluye que si nos saltamos la vejez, seguramente también podremos olvidarnos de nuestra mortalidad. Sí, la advertencia de Kierkegaard de que aceptemos nuestra mortalidad va dirigida a personas de todas las edades, pero los eternamente jóvenes, como si fueran jóvenes de verdad, creen tener un montón de tiempo para poder reflexionar en ello más tarde.

SOBRE FRANK SINATRA Y LA VEJEZ NOSTÁLGICA

El viento cálido parece haber seguido su curso, pero Tasso y sus compañeros siguen recordando los amores pasados. La vivacidad suscitada por la aparición de Elena en lo alto de las escaleras de piedra se ha transformado ahora en un estado lleno de lirismo. Se respira una sensación agridulce en el aire.

Incluso de joven Francis Albert Sinatra, también conocido como el «viejo de ojos azules», tenía un singular talento para expresar el fenómeno de recordar las alegrías y tristezas de los amoríos pasados desde la posición ventajosa de una vejez meditativa y nostálgica. Sabía transmitir una nostalgia de lo más exquisita, una nostalgia que valía la pena observar. Sinatra, como los cantantes europeos de baladas de su época —Jacques Brel, Edith Piaf, Gilbert Bécaud—, vivía en sus canciones. Y sobre todo a medida que se hacía mayor y su voz se volvía más áspera, nadie dudó nunca de que Sinatra estuviera cantando sus experiencias personales. Sabía de primera mano aquello que cantaba con voz suave.

Me estoy refiriendo a la canción *Once Upon a Time* (escrita por Lee Adams y Charles Strouse) de *September of My Years,* sin duda el mejor álbum de Sinatra en el que «rememora su vida»:

> Hubo un tiempo
> en que una chica con la luna en los ojos
> poniendo su mano en la mía
> me dijo que me quería.
> Pero eso fue en otro tiempo,
> hace mucho.

Y luego la letra continúa:

> Hubo un tiempo
> en que el mundo era más dulce de lo que creíamos.
> Lo teníamos todo,
> qué felices éramos.
> Pero eso fue en otro tiempo
> que ya no volverá.

¿Es una canción sentimental? ¡Sin duda! Pero nunca he pensado que la filosofía y los sentimientos —incluso el sentimentalismo— no combinaran bien. En realidad, es el alejamiento de las emociones humanas más comunes lo que ha hecho que a muchos la filosofía académica actual nos deje indiferentes.

Sinatra comparte con nosotros lo que se siente al recordar haber sido un joven feliz lleno de amor y esperanza. Revive los sentimientos de aquellos años, y sabe Dios que fueron absolutamente maravillosos. Sin embargo, le hace mucho bien a un anciano comprender que eso forma parte del pasado y que ahora es otra historia. Lo que queda, el recuerdo de un amor joven visto con la mirada de una persona más madura, tiene una dulzura propia. El cantante nos recuerda que hemos vivido esta etapa de emociones intensas y a veces tempestuosas, y que ahora nuestra vida es más rica por ello. Y lo más asombroso es que pese a haber vivido estos amores y desengaños tan increíbles, seguimos con vida.

Cuando Sinatra canta «pero eso fue en otro tiempo que ya no volverá», logra transmitir tanto pena por el hecho de que esta etapa de la vida ya no volverá, como alivio de que sea así. Parece estar diciendo: «Aquellos tiempos fueron increíbles y sin embargo no creo poder soportar esas tempestuosas emociones ahora, de hecho ni siquiera creo *desearlas*». Y al afirmarlo está reconociendo claramente su mortalidad: pero eso fue en otro tiempo que ya *no* volverá.

Kierkegaard nos enfrenta directamente con la realidad de la muerte haciéndonos temblar de miedo. Sinatra, en cambio, ofreciéndonos un triste gesto de asentimiento con la cabeza, admite esta realidad extrayendo al mismo tiempo un placer nostálgico al recordar lo dulce que fue nuestra vida cuando éramos más jóvenes. Y no creo en absoluto que el reconocimiento de la muerte por parte de Kierkegaard sea más auténtico que el de Sinatra.

SOBRE LOS PLACERES ROMÁNTICOS
RESERVADOS A LA VEJEZ

La misma apreciación agridulce sobre el poético reconocimiento de la vejez aparece en *I See It Now,* la clásica canción de Alec Wilder y Bill Engvick interpretada por Sinatra:

El mundo que yo conocía ya no volverá
el amor llega y se va
los años pasan volando
vivo lo mejor que puedo
y de repente sé lo que significan los hechos decisivos
en la vida de un hombre
ahora lo veo
ahora lo veo.

Los «hechos decisivos en la vida de un hombre» son el cúmulo de experiencias vitales y la oportunidad de recordarlas tanto maravillado como agradecido por ellas.

Y en la balada *This is All I Ask* de Gordon Jenkins, Sinatra le da un giro bulevardiano a la apreciación de Platón sobre la «gran calma y libertad, cuando las pasiones han cesando en su violencia y se han apaciguado» que uno experimenta con la llegada de la vejez:

Las chicas bonitas
van un poco más despacio
al caminar a mi lado.
Puestas de sol que os alargáis,
quedaos un poco más
con el mar solitario.

A Sinatra, como a Tasso y sus compañeros, le sigue encantando ver a una mujer hermosa, pero ahora puede apreciar su belleza de una forma más pura y estética que cuando era más joven, porque la belleza de una mujer ya no le exige nada. Ya no se ve obligado a charlar con ella, a seducirla, puesto que ya no le es posible hacerlo, y sí, es una realidad triste y terrible. Pero ahora dedicarse a contemplar simplemente la belleza que tiene ante él constituye un refinado deleite, un placer reservado a la vejez. Es lo único que pide.

SOBRE LOS PLACERES
DEL MATRIMONIO EN LA VEJEZ

Ni Epicuro ni Platón dedicaron demasiados pensamientos escritos al tema del matrimonio. Era una unión necesaria para la procreación, y la procreación era natural y buena, pero aparte de esto a los filósofos no les interesaba demasiado el tema. Aristóteles, discípulo de Platón, incluso llegó a sostener que sólo se les debería permitir contraer matrimonio a los hombres y las mujeres que *pudieran tener hijos*. (Me pregunto cómo Aristóteles podía saber quién podía tenerlos, después de todo, venimos de una larga línea de antepasados fértiles.) Aunque eran otros tiempos, entre otras razones porque Platón, como muchas otras personas de aquella cultura, disfrutaban más manteniendo relaciones homosexuales que heterosexuales; lo más probable es que los pensamientos filosóficos de Aristóteles sobre el matrimonio estuvieran condicionados por el hecho de que el matrimonio gay no era una opción en aquella época.

Aristóteles, pese a anteponer la utilidad a los sentimientos en su valoración del matrimonio, apreciaba la camaradería que se establece en éste, virtud que va creciendo significativamente a medida que la pareja envejece. El filósofo escribió: «La amistad entre el varón y la mujer se da por naturaleza, puesto que el hombre es más proclive a la unión del matrimonio que a la de la república, en tanto que es primero la casa que la ciudad por ser más antigua y necesaria». Aristóteles, que por lo visto nunca llegó a conocer a ningún anciano que le gustara, escribió en el segundo tomo de *Retórica* que los viejos «ni aman ni odian forzosamente, sino que, de acuerdo con el precepto de Bías, aman como quienes pueden llegar a odiar y odian como quienes pueden llegar a amar».* Se

---

* Aristóteles, *Retórica,* Editorial Gredos, Barcelona, 2003, p. 247. [*N. de la T.*]

dice que Aristóteles a los sesenta, en aquel tiempo uno ya era un vejestorio a esa edad, mantuvo una cálida relación con su segunda esposa (la primera murió), pero me pregunto qué papel desempeñaba su paradójico amor-odio en el seno de la familia.

Los filósofos posteriores tenían muchas cosas que decir sobre las alegrías y tristezas del matrimonio, pero pocos hicieron alguna observación sobre la unión que perdura en la vejez. Los grandes pensadores cristianos veían el matrimonio más como un sacramento que como una unión utilitarista, aunque lo consideraran como la única opción aceptable para lidiar con la lujuria. San Agustín escribió: «Abstenerse de la unión sexual es mejor incluso que el acto conyugal con el fin de procrear». Es decir, si no puedes controlarte, cásate, pero ¡por Dios!, hazlo sin gozar.

Desde San Agustín, muchos filósofos han reflexionado sobre el tema del matrimonio, viéndolo sobre todo como un contrato social como cualquier otro en un estado que funcione bien. En *La metafísica de las costumbres,* Kant intenta conciliar el imperativo de no tratar a los demás como objetos con lo que sucede cuando dos personas se unen en matrimonio: «En la doctrina del derecho se prueba que el hombre no puede servirse de *otra* persona para darse este placer sin la especial restricción de un contrato jurídico, en el que dos personas se obligan recíprocamente».* Es una especie de razonamiento «sobre un trueque justo». Y las filósofas feministas actuales ven por supuesto el matrimonio como el medio principal del hombre de limitar la libertad de la mujer. La feminista Shulamith Firestone llega al extremo de sostener que es mejor que las mujeres opten por la no monogamia o por el separatismo lésbico.

Para mi sorpresa, el comentario más importante sobre un matrimonio que dura hasta los años crepusculares viene del fi-

---

* Immanuel Kant, *La metafísica de las costumbres,* Editorial Tecnos Grupo Anaya, Barcelona, 2002, p. 285. [*N. de la T.*]

lósofo alemán de ideas radicales Friedrich Nietzsche, quien, adoptando una actitud utilitarista poco común en él, escribió: «Antes de casarte, pregúntate: ¿seré capaz de mantener una buena conversación con esta persona hasta la vejez? El resto es pasajero en el matrimonio».

¡Quién iba a decir que Nietszche, el recalcitrante nihilista, fuera en el fondo de su corazón un consejero matrimonial!

—⁓—

Sé por una conversación privada que mantuve con Tasso que a él siempre le ha gustado estar casado, y ahora en la vejez valora en especial el excepcional compañerismo que te ofrece el matrimonio. Yo comparto su opinión. Si bien ambos nos casamos relativamente tarde en nuestra vida, los dos llevamos mucho tiempo casados. Coincidimos en que un matrimonio de larga duración es el mayor consuelo para la vejez, sobre todo porque a medida que la pareja envejece, aumenta la cantidad de recuerdos compartidos.

En la terraza de Dimitri, Tasso está contando ahora la historia del día que vio a Sofía, su mujer de cuarenta y dos años, y madre de sus tres hijos. Dice que la luz del sol la seguía como si fuera un foco al pasar ella por su lado en la Avenida Konstantinoupoleos, cuando él salía del despacho. Les cuenta a sus amigos que al mirar a Sofía mientras desayunan por la mañana, muchas veces ve a aquella hermosa joven caminando por la Avenida Konstantinoupoleos.

¡Cántalo en una balada, Frankie!

«El que asegura que el momento de interesarse
por la verdad no le ha llegado o que ya se le ha pasado,
es como el que asegura que todavía no le ha llegado
o que ya se le ha pasado el momento de la felicidad.»

———————————————————

Epicuro

5

El tintineo de los cencerros de las ovejas

SOBRE EL SOSIEGO QUE DA LA METAFÍSICA

Cargado con una bolsa llena de libros colgada al hombro, subo la cuesta del antiguo camino rural que lleva al pueblecito de Vlihos, a varios kilómetros al oeste de Kamini, donde me alojo. Durante mi primera y larga estancia en la isla, cuando era un veinteañero, hacía este trecho en quince minutos, pero ahora teniendo en cuenta las paradas para descansar, tardo cerca de una hora. Supongo que las briosas zancadas de mi juventud eran más vigorizantes que mi paso indolente de ahora. Cuando era joven había una sensación de apremio en todo lo que hacía, el apremio general de la juventud. Me imagino a un eternamente joven adelantándome corriendo en pantalones cortos y camiseta, lleno de joven, o al menos *juvenil*, vigor. Sin duda llegaría a Vlihos antes que yo. Pero hoy no tengo prisa. Me alegro de ser un viejo parsimonioso.

En la segunda parada me siento en una roca de granito con una vista panorámica del valle cubierto de hierba donde pacen

plácidamente las ovejas. Ahora percibo el tintineo de los cencerros de las ovejas, un canto llano de otra era. A los pocos instan-
tes otro sonido se une al de los cencerros, unos trinos espacia-
dos de intensidad más aguda y fuerte en la escala musical, como
el solo de flauta de una pastoral de Vaughan Willams: es el insis-
tente reclamo de un pájaro migratorio. Un perro ladra desde algún lugar de Kamini y es respondido con presteza por el rebuzno de un asno en la montaña que se alza por encima de mí, la
parte musical de la trompa. Dejo la bolsa en el suelo, enciendo
un cigarrillo y escucho.

Sí, fumo sin ningún reparo. En Estados Unidos cuando enciendo un pitillo, tengo que soportar miradas y comentarios
ofensivos, a menudo de desconocidos. Más que el malsano
humo expulsado, lo que les ofende es lo que ellos perciben como
mi perversa autodestrucción. Por supuesto, tienen razón, el ta-
baco es malo para la salud y seguramente me acorta la vida. Yo
les suelo soltar como respuesta defensiva a sus comentarios:
«¡Eh, que ya soy demasiado viejo para morir joven!»

No es una réplica demasiado brillante que digamos, pero
para mí tiene sentido. Como tantas otras personas mayores, yo
también echo un vistazo a la página de las esquelas a diario para
ver a qué edad se muere le gente hoy día. La mayoría lo hacen a
los setenta y los ochenta, estos últimos a menudo después de
una «larga enfermedad». Si alguien se muere a los cincuenta o
antes, a veces se describe como «muerte prematura», y si me en-
cuentro en la onda kierkegaardiana, sonrío al leer esta descripción, *todas* las muertes son prematuras comparadas con la inmortalidad. La edad exacta en que nos morimos no es más que
una observación de poca monta.

Sin embargo, cuando yo era más joven, digamos que cuando
era cincuentón, las esquelas me daban escalofríos por recordarme que seguramente sólo me quedaban en total veintitantos
años de vida. Y como las dedican a personas de logros notorios,

me entraba el pánico: ¡sólo me quedaban poco más de veinte años para ser alguien!

Pero para mi sorpresa, cuando a los setenta y tres leí la esquela de un hombre que se había muerto, pongamos que a los setenta y cinco, incluso me reconfortó y todo. Yo había llegado a una edad considerable. Había disfrutado del privilegio de una vida completa, aceptando todas sus etapas (salvo, como es natural, la vejez *vetusta,* que no me importaría saltarme). Ahora al leer las esquelas, me viene a la mente de nuevo la máxima de Epicuro de que la vida más feliz está libre de las exigencias del mundo de los negocios y la política que uno se autoimpone. El «tirano furibundo» que las «causaba» me ha soltado por fin. Ahora puedo saborear el privilegio de haber llegado a una edad avanzada. Soy demasiado viejo para morir joven.

La palabra «privilegio» tiene un significado especial para mí. Cuando mi suegro Jan Vuijst, un pastor de la Iglesia reformada neerlandesa, estaba en su lecho de muerte, mantuve una conversación muy íntima con él que resultó ser la última. Me dijo: «Haber vivido ha sido un privilegio». Nunca me olvidaré del conmovedor agradecimiento con el que me lo dijo.

SOBRE LA INSENSATEZ DE PRIVARSE DE LOS PLACERES EN LA VEJEZ

Fumar me produce placer y, en momentos como éste, cuando estoy sentado en mi roca de granito del camino a Vlihos, el placer que me produce es *inmenso.* Al igual que una hamburguesa con queso, acompañada de patatas fritas y mayonesa con la que untarlas. Indudablemente estos placeres son malos para la salud, muy malos. También sé que un eternamente joven diligente se priva de ellos precisamente por la misma razón, es fiel a sus hábitos saludables, sobre todo ahora que es un septuagenario. Sí, me

lo imagino adelantándome haciendo *jogging* y admito que le guste correr, sobre todo por el vigor juvenil que le aporta. A cada uno
lo suyo. Pero he de confesar que este cigarrillo me sabe a gloria.

A lo mejor yo tampoco puedo fiarme de mis cálculos, pero
me pregunto si los hábitos saludables que los eternamente jóvenes siguen a rajatabla y las privaciones que suponen, añadirán
una buena cantidad de años a su robusta vejez, o si sólo prolon-
garán su vejez *vetusta* y el deterioro despiadado que trae consigo. Es imposible saberlo. Pero sigo preguntándome de cuántos
placeres estoy dispuesto a privarme, a no volver a gozar nunca
más, en nombre de la longevidad. Si no me doy estos gustos
ahora, ¿cuándo me los voy a dar? ¿En la sala de la residencia de
los viejos *vetustos* donde ya no se reanima a nadie?

Ahora me viene a la cabeza un chiste viejo muy malo: un anciano y su mujer mueren al estrellarse el avión en el que viajaban
y se van al cielo. Un ángel les recibe y les muestra los alrededores.
Al anciano le entra de pronto hambre y le pregunta si puede comer algo. El ángel le señala con la mano un espléndido bufé con
patés, quesos, chuletas y pastelillos de crema, y le responde: «Claro, estás en tu casa. Sírvete todo lo que quieras, ya no tienes por
qué preocuparte por tu salud». Mientras se dirigen al bufé, el anciano le dice a su mujer: «¿Sabes Gladys? Si no me hubieras hecho
comer esas asquerosas gachas de salvado de avena cada mañana,
podría haber disfrutado de este bufé hace ya diez años».

Con unos pequeños arreglillos, podría ser un chiste sobre
los placeres disponibles en la vejez en lugar de disfrutarlos en el
cielo.

SOBRE LA MODERACIÓN EN TODO

En *Ética nicomáquea* de Aristóteles el tema principal es la virtud de la moderación en todo, el punto medio entre los excesos

y las carencias. Como ejemplo, Aristóteles cita la virtud del valor: demasiado produce temeridad, y demasiado poco, cobardía. Nos aconseja encontrar el punto medio porque nos mejora la vida en todos los sentidos. A mí me gusta en especial la idea aristotélica de vincular esta virtud en la conducta humana a un ideal estético: en la conducta moderada hay algo agradable y bello, al igual que en un objeto bien proporcionado como un triángulo isósceles o en una obra arquitectónica equilibrada. La belleza es equilibrio y el equilibrio es belleza.

Aristóteles, como Epicuro, ha influenciado a los griegos modernos. La mayoría comen carne grasa, beben alcohol y fuman, pero casi todos gozan de estos placeres con moderación. Sí, eligen fumar un cigarrillo o dos al final de una larga comida, pero no fuman un pitillo tras otro ansiosamente durante todo el día, ni se inscriben en un programa para cambiar la conducta estresante con el fin de dejar de fumar. No es de extrañar que en la actualidad los griegos sean una de las poblaciones más longevas del mundo, y no es sólo por el aceite de oliva de la «dieta mediterránea».

SOBRE REFLEXIONAR SOBRE PREGUNTAS TRASCENDENTES EN LA VEJEZ

Ahora estoy sentado bajo el toldo de la terraza de la única taberna que hay en Vlihos. Hoy quiero leer y meditar un poco sobre unas ideas filosóficas que siempre me han estado eludiendo.

Un viejo, además de encontrarse en la etapa idónea para repasar su vida, está en la situación ideal para devanarse los sesos sobre las cuestiones «fundamentales» que se moría por responder de joven, pero que mientras se involucraba en el mundo de los negocios para ganarse la vida fue perdiendo de vista. (Parafraseando a John Lennon, la vida es aquello que sucede cuando uno está filosofando sobre su sentido.) Pero ahora estas cuestiones vuelven a ser importantes para él, a decir verdad le parecen más apremiantes que nunca.

Pese a lo negativo que era con los ancianos, Aristóteles dijo que «la educación es la mejor provisión para el viaje a la vejez» y en parte lo que quiso decir es que adquirir unas buenas herramientas para pensar —y filosofar— nos prepara para una de las principales ocupaciones de una vejez auténtica: reflexionar sobre las grandes preguntas.

Cuando me hago esta clase de preguntas, me gusta tomar una cierta distancia. A veces pienso que mis impulsos filosóficos básicos que tan viscerales eran, los de preguntarme «¿por qué estamos aquí?», se esfumaron cuando estudiaba Filosofía en la universidad. Me obsesioné con los conceptos embriagadores y abstrusos de los grandes pensadores y perdí esa curiosidad que me incitaba a leerlos. Necesito recordarme que para filosofar uno en realidad sólo necesita la intuición básica que una vida sin examinar no destruye en él.

SOBRE CORRER RIESGOS FILOSÓFICOS EN LA VEJEZ

En la comedia *Ahora o nunca,* dos ancianos con una enfermedad terminal escriben una lista de experiencias que desean vivir antes de estirar la pata, y emprenden un viaje para realizarlas. Algunas de las actividades que encabezan la lista son hacer paracaidismo acrobático, coronar las pirámides, ir a un safari africano y, para uno de ellos, visitar a una prostituta de lujo. La idea es que a estas alturas uno ya no tiene nada que perder ni que temer. ¿Por qué no hacerlo entonces? En cuanto a mí, podría irme al otro mundo sin lamentar en lo más mínimo no haber hecho ninguna de estas cosas, pero el espíritu aventurero de esos vejetes sí que me atrae. A estas alturas de mi vida, si corro algunos riesgos filosóficos no tengo nada que perder ni que temer.

Cuando Epicuro afirmaba que en la vejez la mente gana una libertad única por «no temer ya el futuro», se refería, entre otras cosas, a que ahora podemos correr los riesgos mentales que no nos atrevimos a correr cuando éramos más jóvenes. Y correr riesgos filosóficos —como por ejemplo aquel tan famoso que propuso Camus cuando escribió en *El mito de Sísifo:* «No hay más que un problema filosófico verdaderamente serio: el suicidio», es casi tan aterrador como lanzarte de un avión sujeto a un paracaídas de endeble aspecto. Si lo pensamos bien, estos dos riesgos se parecen mucho, ambos nos obligan a encarar la muerte. Kierkegaard no se andaba con chiquitas cuando nos retó a correr riesgos filosóficos y espirituales al escribir la famosa frase: «Atreverse es perder el pie momentáneamente. No atreverse es perderse uno mismo».

SOBRE ATREVERSE A PENSAR
SIN LÓGICA ALGUNA EN LA VEJEZ

Mientras estoy en la taberna de Vlihos con otros clientes sentados a mi alrededor, saco de mi bolsa *Introducción a la metafísica* de Heidegger. Es el mamotreto que empieza con la frase que te deja estupefacto: «¿Por qué es el ente y no más bien la nada?»

¿Cómo se me ha ocurrido cruzar el Atlántico para llegar a este remoto pueblecito isleño con este bebé a cuestas? Debe de haber sido por los pensamientos inevitables sobre la mortalidad que me rondan por la cabeza. La pregunta de Heidegger parece ir más allá del inicio y el final de la vida de una persona —como por ejemplo la mía— para analizar el mismo *ser.* ¿Por qué estamos aquí?

Tengo la persistente sospecha de que durante más de cincuenta años he estado tachando la pregunta heideggeriana de bobada sin intentar entenderla nunca. Martin Heidegger fue un existencialista alemán del siglo xx que se centró —si a cientos de páginas de una prosa densa y enigmática se le puede llamar centrarse— en el concepto del ser. Lo máximo a lo que llego es ver que *no* nos está preguntando por qué algunas cosas existen y otras no, o ni siquiera qué es lo que causa que algo exista y qué es lo que constituye su existencia. No, él es mucho más ambicioso. Heidegger nos está pidiendo que nos planteemos la idea de que la propia existencia se puede cuestionar, y esto, a su modo de ver, es la pregunta filosófica fundamental. Escribe: «Filosofar significa preguntar: "¿por qué es el ente y no más bien la nada?" Plantearse realmente este interrogante significa: atreverse a agotar y a atravesar interrogando lo inagotable de esta pregunta por medio del desvelamiento de aquello que esta pregunta exige preguntar. Allí donde algo semejante acontece, está presente la filosofía».*

Necesito tomar un trago de *retsina*.

En Grecia la forma más corriente de llamar a un camarero es dando unas fuertes palmadas. A mí todavía me cuesta hacerlo, me parece impropio, como si llamara a un esclavo. Aunque a los camareros griegos no parece importarles en lo más mínimo, de hecho les permite sentarse y tomar un refresco en lugar de estar rondando alrededor de las mesas para ver si un cliente quiere algo, o de preguntar, como los camareros de Estados Unidos: «¿Ha *terminado* ya de comer?» Doy unas palmadas y pido una jarra de medio litro del mejor vino que tengan. Bebo unos buenos tragos y vuelvo a analizar la pregunta fundamental de Heidegger.

En esta ocasión me llaman la atención dos cosas que nunca he llegado a entender. Heidegger afirma que la pregunta es «in-

---

* Martin Heidegger, *Introducción a la metafísica,* Gedisa, Barcelona, 1999, pág. 17. [*N. de la T.*]

agotable». Primero nos dice que es una pregunta fundamental para cualquier tipo de filosofía, y luego nos suelta que de algún modo nunca llegaremos a responderla. ¡Qué retorcido era!

¿Y qué hay de las frases «atreverse a agotar» y «por medio del desvelamiento de aquello que esta pregunta exige preguntar»? ¿Nos está Heidegger sugiriendo que el simple hecho de *plantearnos la pregunta,* de lidiar con la idea de que el propio ser puede ser puesto en duda, es una especie de fin en sí mismo? Esto me recuerda la observación de Aristóteles: «Es la marca de una mente educada poder considerar un pensamiento sin aceptarlo». ¿Tal vez esto también se aplica a hacerse una pregunta que lo más probable es que tenga una respuesta inconcebible?

Cuando iba a la universidad siempre me reía con aire de suficiencia al oír la pregunta fundamental de Heidegger. En aquellos tiempos —décadas de 1950 y de 1960—, a todos nos apasionaba la escuela filosófica conocida como positivismo lógico y su hermana, el análisis lingüístico. Filósofos como Bertrand Russell, el joven Ludwig Wittgenstein y A. J. Ayer analizaron mediante la lógica, las matemáticas y el método científico los grandes conceptos de la metafísica y la ética para demostrar que carecían de argumentos sólidos. ¿Los conceptos del bien y el mal? ¡Una estupidez! Era mejor olvidarse de ellos, porque carecían de fundamento. Sólo nos planteábamos preguntas con un contenido y unas soluciones lógicas.

Heidegger, por supuesto, no se salvó de ello, empezando con ese «por qué» de su pregunta metafísica fundamental. El positivista Paul Edwards sostenía que en las palabras «por qué» hay una «gramática lógica» que Heidegger se salta en su pregunta, por lo tanto la pregunta no tiene ningún sentido. ¡Pasemos a la siguiente!

Pero yo tenía esta mentalidad de colegial hace muchos, muchísimos años. Ahora que ya soy mayor puedo contemplar ideas que no respetan la lógica de la gramática. Aunque también po-

dría deberse entre otras razones a que se me estén reblandeciendo los sesos. Estas cosas pasan. Ahora de vez en cuando soy capaz de entender ideas que parecen carecer de lógica. Me *atrevo*
a tener pensamientos ilógicos. O sea que al menos de momento
no me meteré con Heidegger.

SOBRE UN ESTADO ALTERADO DE CONCIENCIA
EN LA VEJEZ

El sol del mediodía me ha encontrado escondido bajo el toldo
de la taberna. Me ciega, y durante varios segundos me quedo
mirándolo, dejando que me deslumbre el cerebro.

De niño mi hermano solía tomarme el pelo por mi costumbre de tenderme boca arriba en la cama y mirar la bombilla que
pendía del techo de nuestro dormitorio. Lo único que podía alegar en mi defensa es que me gustaba la sensación que me producía. Creo que fue mi primer «colocón».

Poco después de graduarme, mi amigo Tom y yo decidi-
mos probar las drogas psicodélicas. Después de todo, era la
década de 1960. Pero yo prefiero creer que uno de nuestros filósofos favoritos, el pragmatista americano del siglo xix William James, tuvo más que ver en ello que Timothy Leary,
nuestro profesor de triste fama. A James le fascinaban los estados alterados de conciencia y consideraba el óxido nitroso
(alias, el gas de la risa) su droga preferida, por no decir la
puerta al absoluto hegeliano, la verdad suprema. En *Las variedades de la experiencia religiosa,* James escribió: «La sobrie-
dad disminuye, discrimina y dice no; la borrachera expansio-
na, integra y dice sí».[*]

---

[*] William James, *Las variedades de la experiencia religiosa,* Ediciones Península,
Barcelona, 1986, p. 291. [*N. de la T.*]

Tom y yo estábamos intentando alcanzar el *sí* supremo. Y echar un buen vistazo al absoluto hegeliano tampoco habría estado mal. Pero se ve que no podía ser. O por lo menos si uno de nosotros entrevimos algo importante en la tierra del sí, no pudimos recordarlo al volver a la realidad.

Pero ahora, mientras miro con fijeza el sol del Egeo, *sí* que siento un ligero hormigueo en mi cerebro. La *retsina* al menos no es mala para la salud. «¿Por qué es el ente y no más bien la nada?» ¡Qué pregunta más absurda! ¿Cómo sería la nada más absoluta? ¿Y si todo se redujera a nada? Es alucinante incluso contemplar la idea de la inexistencia universal. Va mucho más allá de la idea de la mortalidad humana, nos pregunta cómo sería si nada existiera y si nadie fuera *ante todo* perecedero. Y por qué, por más exasperante que sea la pregunta, no ha sido así.

Tal vez sea imposible entender la nada inmutable al no dar la mente para tanto. Apenas llego a la idea de sustraer todo cuanto hay en el universo. Pero la de una nada eterna a la que nada se podría añadir es demasiado para mí. Quizá los positivistas estuvieran en lo cierto, después de todo no puedo pensar en ello porque la pregunta es de lo más absurda.

¿Pero qué es esto? Por un instante, siento alivio o incluso gratitud por el hecho de *ser*. Hasta siento una traza de algo que se parece levemente a una sensación de maravilla por ese ser milagroso que ha triunfado sobre la nada. Y también, aunque parezca asombroso, por formar parte de ese triunfo: he tenido el privilegio de participar en el ser y de ser consciente de ello.

¡Y éste es mi momento del «sí»! No ha durado más que un minuto y ni siquiera ha sido un sí pletórico, sino más bien uno trémulo. Ahora me doy cuenta de por qué quería estar rodeado de gente mientras hacía mi paracaidismo acrobático filosófico. A modo del «cuidador» que durante nuestros viajes con el LSD nos vigilaba para que no nos arrojásemos por la ventana del tercer piso al «creer» que podíamos volar, mis vecinos de la taberna

de Vlihos son mi lastre. Para mejor o para peor, me impiden que
con mi momento del «sí» me arroje con tanta fuerza al alucinante reino mental de las abstracciones filosóficas que ya no vuelva
a la realidad nunca más. A lo mejor no he estado siendo tan osa-
do como creía.

De cualquier manera, me siento muy satisfecho por mi pequeña excursión mental. Siento que ha sido muy enriquecedora,
en parte porque he ido allí donde no me atrevía a ir de joven. La
metafísica le ha dado sosiego a este viejo.

«El mejor remedio para la ira es la dilación.»

———————————————

Séneca

6

El huésped de Ifigenia

Me acaba de recoger Pavlos, el arriero de una recua de asnos cargados de provisiones que se dirigen al monasterio de la cima de la montaña desde la que se ve el puerto de Hidra. Imitándole, me siento de lado sobre mi montura y me agarro con una mano al puño de madera de la silla. Seguramente soy demasiado viejo para estos trotes, pero la experiencia es una delicia. Aunque esté sólo a un metro del suelo que cuando voy a pie por este camino pedregoso, por la diferencia de altura la vista que se domina desde mi cabalgadura es totalmente nueva: mis ojos están ahora al nivel de las ventanas del primer piso de las casas que cruzamos, y miro sin ningún reparo al interior para contemplar los dioramas de la domesticidad.

A intervalos frecuentes y sin interrumpir la marcha, los cuatro asnos que van delante del mío dejan caer bostas de color verde hierba. Una nueva ley para aplacar a los turistas susceptibles obliga a los arrieros a detenerse, recoger las heces, y dejarlas al borde del camino, pero Pavlos se la salta a la torera.

Tiene una mente hortícola. Al final de la jornada, los asnos
como premio son alimentados con un té hecho de pétalos de
amapolas y, según el folclore local, en un solo día de cada bos-
ta de asno germina una nueva amapola. Y debe de ser verdad,
porque las flores salen a lo largo del camino por todas las grie-
tas. Me gusta creer que Pavlos siente una reverencia innata por
el ciclo de la vida.

Pavlos me deja a medio camino de la ladera. Desde aquí
tomo un sendero angosto que lleva a la magnífica casa de campo
del siglo XIX de un capitán de navío, convertida ahora en la residencia de ancianos de la isla. Ifigenia, mi casera, trabaja en ella.
Esta mañana me he ofrecido para ir a recoger las cartas en la es-
tafeta de correos del puerto, y al ver que había la carta que Ifigenia tanto deseaba de su hija que vive en Australia, he decidido
llevársela para que no tenga que esperar a leerla al final del día.
También sentía curiosidad por ver este lugar.

Junto a la entrada del jardín de la casa, un anciano octogenario o nonagenario está sentado en un banco con la barbilla
apoyada sobre sus manos juntas, que a su vez descansan sobre el
bastón de madera frente a él. Le digo «buenos tardes» en griego,
pero no me contesta. Le ofrezco como saludo una inclinación de
cabeza al modo griego, pero tampoco me responde esta vez.

La puerta está abierta. Llamo a Ifigenia y al poco tiempo sale
a recibirme, sonrojada y sorprendida. Cuando le entrego la carta se pone muy contenta, pero se la mete en el bolsillo del delan-
tal diciendo que la leerá tranquilamente cuando termine de pre-
pararle el café a Spyros. Haciéndome una señal con la cabeza,
me indica que Spyros es el anciano sentado en el banco.

—¿Los otros no quieren café? —le pregunto.

—Spyros es el único anciano de la isla que no tiene familia
—responde Ifigenia sonriendo. Por lo visto, los legisladores de
Atenas crearon esta residencia de ancianos palaciega sin tener
en cuenta que ningún hijo o hija hidriota que se precie le nega-

ría a sus padres mayores un lecho y mimos en su propia casa. Spyros es el único residente.

Pero por lo visto Spyros requiere un montón de cuidados. Chochea, sufre incontinencia y le dan frecuentes arrebatos de ira y desesperación. Ifigenia se desvive por él, no se va de la residencia hasta que Spyros, alimentado y bañado, está durmiendo en la cama.

No puedo evitar preguntarme cuánto tardaré yo en volverme como Spyros. La senilidad y la incontinencia es lo que nos espera en la vejez *vetusta*. Es terrible. Shakespeare ya la describió en las «siete edades» de un hombre:

> *Última escena de todas,*
> *que termina esta extraña y movida historia,*
> *es la segunda infancia y el mero olvido,*
> *sin dientes, sin ojos, sin gusto, sin nada.*

Es la siguiente etapa que nos espera a los viejos, tanto si elegimos o no ser conscientes de ella.

SOBRE LA CAUSA PRINCIPAL DE DEPRESIÓN EN LA VEJEZ VETUSTA

En *Never Say Die,* la escalofriante investigación de Susan Jacoby sobre el aumento actual de la longevidad, descubrimos que la ciencia médica moderna, sin reparar en gastos, nos ha prolongado considerablemente los años de decrepitud. Antaño un infarto o un derrame cerebral en la edad avanzada acababa con nosotros, pero ahora nos implantan *stents* y baipases y nos dan puñados de medicamentos que nos reviven cuando estamos a las puertas de la muerte. La primera impresión es que parece algo positivo. Pero después descubrimos que el resultado de habernos prolongado la vida es que en esos años «de más» corremos cada vez un

mayor riesgo de sufrir enfermedades como el alzhéimer y el pár-
kinson. La vejiga nos falla, los miembros nos tiemblan y la energía baja casi hasta el punto de un estado de vegetación. Encerra-
dos en un cuerpo y en un cerebro que se están deteriorando a
marchas forzadas, nos aislamos de los demás y de todo cuanto co-
nocimos. Somos los nuevos muertos vivientes.

En gerontología una especialidad en alza es la depresión geriátrica. Hoy día, en las residencias de ancianos contratan a psiquiatras, psicólogos y asistentes sociales para que traten este problema que está aumentando rápidamente. Publicaciones médicas
como la revista *Journal of the American Geriatrics Society* divul-
gan innumerables artículos sobre esta clase de temas como, por
ejemplo, cómo aplicar adecuadamente la escala de depresión geriátrica y cuáles son los antidepresivos que han demostrado ser
más efectivos en la «población de la última etapa de la vida». Los
psiquiatras aparecen con regularidad en estas revistas hablando
sobre las posibles causas principales de esta depresión.

¿Las causas principales? Yo creo que puedo echarles una
mano en esta cuestión: es porque la vejez *vetusta* es un asco. Es
horrible. La cualidad de vida suele ser nula. Y si a estas alturas
aún nos queda alguna facultad de raciocinio, sabemos que la
vida sólo va a empeorar. Por eso es difícil ver la depresión geriátrica como un trastorno mental, parece más bien una respuesta
auténtica y acorde con la realidad. Esos psiquiatras gerontológi-
cos habrían atiborrado de Efexor al padre de Dylan Thomas de
haber seguido la exhortación de su hijo de «Enfurécete, enfurécete contra la luz que se apaga».

SOBRE LA FURIA Y EL ESTOICISMO

Sabe Dios que yo también podría enfurecerme sin ningún problema contra la luz que se apaga. La perspectiva de irme dete-

riorando de manera gradual e inevitable, con la muerte como único alivio posible, no sólo me llena de terror, sino también de furia. ¡Es una injusticia! ¿Es éste el resultado de haber vivido una vida larga y provechosa? ¿Quién estableció las reglas? ¡Las odio, todas ellas!

¿Pero qué gano yo enfureciéndome? Aunque sienta que tengo todo el derecho a chillar de rabia por esta broma cósmica postrera, ¿es así como quiero pasar el tiempo que me queda hasta que me llegue la vejez *vetusta*? Los estoicos, tanto griegos como romanos, sostendrían que no es bueno tomar el camino de la furia.

El estoicismo, fundado en Atenas por Zenón de Citio, unos años antes de instalarse Epicuro en esta ciudad, se desarrolló a lo largo de más de tres siglos llegando a todas las regiones de Grecia y Roma, donde filósofos como Séneca y Marco Aurelio perfeccionaron y elaboraron sus principios fundamentales. La idea que más ha perdurado de esta filosofía es que debemos liberarnos de las pasiones y aceptar sin quejarnos lo inevitable, porque revolvernos contra lo que no está en nuestra mano nos hace sufrir sin ganar nada a cambio.

Zenón superó a Epicuro en su receta para alcanzar una felicidad serena y reconfortante: abogaba por el dominio de los deseos en lugar de, como Epicuro proponía, calibrar y planificar los distintos caminos que conducen a la satisfacción. Epícteto, un griego del siglo I, expresó sucintamente los resultados de practicar la filosofía estoica: «Mostradme a uno enfermo y contento, en peligro y contento, muriendo y contento, desterrado y contento, sin honores y contento. Mostrádmelo: ansío, por los dioses, vérmelas con un estoico».[*]

Los estoicos nos aconsejan ser indiferentes a las demandas de la senectud para cortar de raíz la furia que nos infunden los

---

[*] Epícteto, *Pláticas por Arriano,* tomo II, Ediciones Alma Mater, Barcelona, 1958, p. 117. [*N. de la T.*]

horrores de la vejez *vetusta*. Al no tener expectativas ni deseos, no caeremos en la depresión geriátrica.

Yo no creo poder hacerlo. A veces la práctica del estoicismo da la impresión de estar negando el sufrimiento en lugar de trascenderlo y a mí la negación, sea de la índole que sea, no me parece una forma auténtica de vivir. (También hay momentos en los que la práctica del estoicismo parece ser un juego mental que se asemeja peligrosamente a cantarse a uno mismo «No te preocupes, sé feliz»). Pero una idea atractiva que saco de la filosofía estoica es la de no preocuparme por las cosas que ya no puedo controlar. Angustiarme por los horrores de la ancianidad antes de que me llegue no me lleva a ninguna parte. Para empezar, sería estar perdiendo el valioso y escaso tiempo que me queda.

SOBRE PONER FIN A NUESTRA VIDA
ANTES DE QUE NO VALGA NADA

Hay sin embargo una cuestión sobre la senectud que no se puede posponer: ¿cuándo ya no tiene ningún sentido seguir vivo?

Mencio, el filósofo confuciano, describió la situación con sencillez y elocuencia al escribir: «La vida es lo que quiero, al igual que quiero el *yi* [se suele traducir como «sentido»]. Si no puedo tener ambas cosas, prefiero el *yi* antes que la vida. Aunque yo quiera vivir, hay algo que quiero más que mi propia vida. Por eso no me aferro a ella a toda costa… Es decir, hay cosas que una persona quiere más que su propia vida y también otras que teme más que la muerte».

Séneca, el estoico romano, lo expresó de una forma más directa si cabe en una de las cartas dirigidas a Lucilio, gobernador romano de Sicilia: «La vida conduce a unos rapidísimamente al lugar donde han de atracar finalmente aunque se retrasen; a otros los consume con demoras. Pero ya sabes que no debemos aferrarnos a la vida, pues la buena cosa no es vivir, sino vivir bien. Por esto el sabio no vivirá tanto como pueda, sino tanto como deba… Siempre piensa en la calidad, no en la cantidad de la vida; si le acontecen cosas molestas que enturbian su tranquilidad, es él quien sale de la vida sin dudar. Y no sólo debe hacerlo en la última necesidad, antes bien, en cuanto comience a resultarle suspecta la fortuna, es menester que dilucide con toda diligencia si ha de acabar con su vida… No ha de representar gran cosa la pérdida de aquello que se nos va gota a gota. Morir más pronto o más tarde no tiene importancia; lo que sí la tiene es morir bien o mal, y es, ciertamente, morir bien huir del peligro de vivir mal.[*]

Y como preámbulo a su recomendación de poner fin a nuestra vida antes de que esta se vuelva intolerable, Arthur Schopenhauer, la alegría personificada, escribió en *Estudios sobre el pesimismo*: «Todos deseamos hacernos viejos, es decir, llegar a una etapa de la vida en la que podamos exclamar "¡Hoy es un mal día, pero mañana será peor, hasta que llegue lo peor de todo!"»

Personalmente, Mencio y Séneca me parecen más tolerantes en cuanto al tema de poner uno fin a su vida en el momento oportuno.

En la descripción de Jacoby de la vejez *vetusta* no hay un *yi*. ¿Queremos verdaderamente aferrarnos a la vida a toda costa ¿Quiero yo hacerlo?

SOBRE LA PRACTICABILIDAD DE PONER FIN A LA VIDA EN LA VEJEZ VETUSTA

Si bien tiene mucho sentido lo que dicen tanto Mencio como Séneca sobre que hay un momento en la vida en el que es mejor

---

[*] Séneca, *Cartas morales a Lucilio*, tomo I, Editorial Iberia, Barcelona, 1986, p. 213-214. [*N. de la T.*]

morir que seguir viviendo, no nos dan ningún consejo sobre una pregunta práctica primordial: ¿cómo sabremos cuándo ha llegado exactamente ese momento? El momento no es fácil de fijar. Necesitamos que nos desconecten del equipo de mantenimiento de vida *antes* de cruzar la línea de una demencia en toda regla, de lo contrario ya no estaremos en nuestros cabales para tomar una decisión, pero antes de cruzar esta línea puede que todavía nos queden bastantes «gotas» de fuerza vital como para que la vida merezca la pena ser vivida.

Este enigma es más fácil de resolver si ya estamos conectados al equipo de mantenimiento de vida y hemos firmado un testamento vital que autoriza a alguien a desconectarlo una vez se llega a este punto. En efecto, el médico se ocupa del problema del «momento» en cuanto decide que necesitamos que nos conecten al equipo (y por tanto, que nos desconecten de él). Pero éste es un caso especial, como en la situación de sufrir un dolor de difícil cura que ningún medicamento ni espacio de tiempo sería capaz de aliviar. No es difícil decidir acabar con ese dolor de la única forma posible antes que seguir soportándolo el resto de nuestra vida. En Holanda, el país de mi mujer, un dolor insufrible de difícil cura es motivo suficiente para pedir y recibir el suicidio asistido.

Pero ¿y si pese a respirar autónomamente y no sufrir un dolor de difícil cura, la calidad de nuestra vida se ha reducido a cero? Lo más probable es que a estas alturas no tengamos los medios —el raciocinio ni la fuerza— para poner fin a nuestro «vivir mal». Y pedir de antemano a alguien que tome esta decisión por nosotros —incluso darle a nuestra pareja la lista detallada de circunstancias y condiciones que definamos como el punto en que deseamos «ser liberados»— no suele funcionar. Al final, los familiares y amigos puede que no estén dispuestos a tomar esta decisión, lo cual es comprensible. Nuestros cálculos y predicciones no nos habrán servido de nada.

—⁓—

Patrick, un viejo cascarrabias amigo mío, ha apodado este periodo de la vida «esperando el diagnóstico». ¿Qué día o en qué visita médica nos enteraremos de que ha aparecido nuestra enfermedad geriátrica más grave y posiblemente mortal? Huelga decir que Patrick no es un partidario de la filosofía estoica.

Sin embargo, está en lo cierto al afirmar que una enfermedad mortal *acabará* presentándose un día, sólo que no sabemos *cuándo*. Aunque tal vez sí podamos saberlo. Investigadores de la Universidad de California han reunido unos índices para los pronósticos geriátricos que calculan en un pispás, al introducir nuestros datos en el ordenador —edad, género, masa de índice corporal, historial médico, etcétera—, nuestra esperanza de vida. No es más que una fecha aproximada, pero estadísticamente es un dato importante que hay que tener en cuenta. En lo que respecta a las atenciones médicas, nos ayuda a calcular, por ejemplo, si vale más que no nos hagamos otra colonoscopia o mamografía. Si según los índices, moriremos antes de que un cáncer de colon o de mama acabe con nosotros, lo más sensato será saltarnos estas pruebas médicas para ahorrarnos tiempo, molestias y dinero.

Este índice de esperanza de vida también puede ayudarnos a resolver el enigma de Mencio y Séneca sobre el día que elegiremos para ejecutar nuestra partida definitiva. Pero a mí por alguna razón aún no me apetece calcularlo.

SOBRE LA DEPRESIÓN ANTICIPATORIA EN LA VEJEZ

Mientras Ifigenia le da a Spyros el café a cucharaditas en el jardín de la residencia de ancianos, me viene a la cabeza mi amigo

Patrick de nuevo. Aún no es un viejo *vetusto.* Lo que tiene no es una depresión geriátrica, sino una depresión *anticipatoria,* sabe lo que le espera dentro de poco, y eso le hace ser una persona amargada y taciturna. Me dice que yo soy tan falso como cualquiera eternamente joven, que mi búsqueda de una vejez auténtica no se diferencia en el fondo de la constante actividad de los eternamente jóvenes, porque tanto ellos como yo estamos negando lo que nos pasará dentro de poco.

¿Es posible que Patrick vea algo que a mí se me escapa? ¿Podría ser la mala uva aristotélica la forma más honesta de afrontar la vejez? La imagen del viejo cascarrabias ya viene de lejos, incluso aparece como estereotipo cómico en las obras de teatro y las películas. Los viejos, barruntando, se quejan de no poder ya hacer las cosas como antes, piensan que la del pasado era la forma *correcta* de hacerlas. La mayoría de personas más jóvenes creen que los viejos son tan gruñones porque saben que ahora ya no sirven para nada. Y pensándolo bien, esta realidad es para ponerte de un humor de perros.

Volverte un cascarrabias tiene sin embargo sus ventajas. Antes de mi viaje a Grecia, Patrick me dijo: «Despotricar contra la vejez se ha vuelto ahora mi pasatiempo favorito. De hecho, es mi nueva razón de ser». ¡Eh, a él le sienta de maravilla!

Pero a mí no. Yo pienso más bien como el envejecido Céfalo, padre de Polemarco, que dice en *La república:* «Tengo para mí, Sócrates, que no dan en la verdadera causa de esos males, porque si fuese sólo la vejez, debería producir indudablemente sobre mí y sobre los demás ancianos los mismos efectos».[*]

Mi vena existencialista me incita a preguntarme por qué la depresión anticipatoria de Patrick no ha sido su actitud «auténtica» a lo largo de toda su vida. Después de todo, sabemos

---

[*] Platón, *La república,* Editorial Brontes, Barcelona, 2012, p. 19. [*N. de la T.*]

desde nuestra juventud —sobre todo si llegamos a viejos— que el ocaso de la vida no será un camino de rosas. ¿Significa esto que si no nos hundimos en la desesperación a los veintiuno hemos vivido en la más absoluta negación? Siendo la vida efímera, ¿acaso cambia algo las cosas saber que ese final inevitable y sombrío nos llegará dentro de cinco años en lugar de cincuenta?

El existencialista Albert Camus creía sin duda que la desesperación era una respuesta auténtica ante el aparente sinsentido de la vida y, como no, ante los horrores y las enfermedades que nos esperan en la senectud. Pero Camus creía que podemos trascender la absurdidad inherente a la vida y darle un sentido con nuestras decisiones e interpretaciones. Estas son también respuestas auténticas a lo que nos aguarda. La vejez auténtica tal vez no consista, por tanto, en la afanosa ambición de los eternamente jóvenes ni en la desesperación perpetua de mi amigo Patrick, sino en algo que tiene sentido en sí mismo.

Pero quizá me haya equivocado al juzgar la actitud de Patrick. Viendo el estado ausente y los labios temblorosos de Spyros, me cuesta no caer en una depresión anticipatoria. Como Aristóteles señaló sin piedad alguna, en la senectud no hay absolutamente nada que esperar con ilusión.

En cuanto a mí, supongo que el mejor remedio para no preocuparme con la desesperante inminencia de la ancianidad es tener presente la lección de los estoicos: fijarme en los horrores de la vejez *vetusta* antes de que me llegue sería perder el poco tiempo que me queda. Sabiendo el escaso tiempo del que dispongo en esta última etapa de mi vida, no quiero pasarla angustiado por lo que no está en mi mano. Prefiero intentar resolver simplemente cómo puedo pasar este tiempo de la mejor forma posible.

SOBRE LOS PELIGROS OCULTOS DE LA IDEALIZACIÓN

Mientras bajo la cuesta pedregosa y abrupta del camino para dirigirme al puerto, caigo en la cuenta de que ya es hora de que me compre un bastón, al menos para usarlo en caminatas tan aventuradas como esta. La idea me hace sonreír. Aunque nunca haya sido un consumista, descubro que me hace ilusión comprarme un bastón. ¿Uno con una cariátide de peltre en el puño como el de Tasso? ¿U otro menos elegante y más práctico, con un simple puño curvo?

Delante de mí se encuentra uno de los muchos cementerios «de bolsillo» dispersos por las colinas de Hidra. Me detengo, preguntándome si será una falta de respeto cruzarlo a modo de atajo. Los cementerios griegos siempre me han parecido extrañamente reconfortantes, creo que es por sus modestos sepulcros de piedra con sus lápidas sencillas que suelen contener una fotografía descolorida del difunto cubierta con un cristal. En el fondo del cementerio diviso una recua de asnos mordisqueando amapolas con la cabeza agachada. Detrás de los pollinos veo a un anciano de espaldas sentado solo sobre una de las lápidas horizontales hablando animadamente. Juraría que es Pavlos, el guía. Debe de estar charlando con un amor perdido. ¿Tal vez con su mujer difunta? Me pregunto si lo hace con regularidad, contándole cómo le ha ido el día como cuando ella vivía.

Cruzo el cementerio con el mayor sigilo posible, con los ojos clavados en el suelo. No quiero importunarle en su dolor. Y de pronto, entreveo por el rabillo del ojo la cara de Pavlos: ¡está hablando por el móvil!

Además del chasco, me llevo una gran desilusión. A lo largo de los años más de un amigo mío me ha acusado de idealizar a los griegos y su estilo de vida. Estos amigos tenían toda la razón, al menos en esta ocasión.

¡Un momento! Ahora descubro que Pavlos está charlando con su nieta sobre el precioso vestido que su tía le está haciendo para Pascua. Enfrascado en su deliciosa conversación, saborea su feliz descanso en el cementerio. Mi romántica imaginación se ha quedado corta esta vez.

«Un poco de filosofía inclina la mente del hombre al ateísmo, pero profundizar en la filosofía la conduce a la religión.»

———————————————

Francis Bacon

7

La balsa ardiendo
en el puerto de Kamini

SOBRE LO OPORTUNO DE LA ESPIRITUALIDAD

El fuego llamea en el mar a varios metros del puerto de Kamini. Los alegres gritos del gentío apiñado en la orilla llegan hasta mi balcón. Es la víspera de la Pascua griega y las llamaradas vienen del muñeco de Judas ardiendo en una balsa como dicta la tradición.

Las llamas reflejadas en el agua ondeante y oscura crean un efecto espectacular, son excitantes y festivas y, sin embargo, los gritos de la multitud me resultan en cierto modo perturbadores, transmiten la sed de venganza de una turba gritando «¡Quémate, Judas, quémate». A mí no me parecen religiosos.

En su extenso ensayo *Dios no es bueno: alegato contra la religión,* el fallecido comentarista social Christopher Hitchens cataloga los modos en que la religión organizada nos corrompe, convirtiendo el mundo en una aglomeración de turbas vengativas. Hitchens escribió: «... Belfast, Beirut, Bombay, Belgrado, Belén y Bagdad. En cada uno de estos casos puedo decir rotundamente que me sentiría amenazado de inmediato si pensara que el grupo de hombres que se aproximaba a mí al anochecer venía de cumplir con un rito religioso, y podría aportar razones de ello».*

Si bien yo no me siento amenazado por los juerguistas de la bahía de Kamini, es una de las fiestas griegas de las que pienso privarme. Al igual que Hitchens, yo pienso que la religión organizada «lleva un gran peso en su conciencia».

Pero esto no me impide desear darle una dimensión espiritual a mi vida, aunque no tenga claro lo que significa exactamente.

SOBRE LOS ANCIANOS Y LA ILUSIÓN DE DIOS

Los viejos suelen recurrir a la religión. Siempre ha sido así. En nuestra era de mentalidad psicológica, sucede por la aceptada razón de que al oír los ancianos la muerte llamar a su puerta, su mecanismo de defensa redobla sus intentos de inventarse a un dios y una vida en el más allá.

En su fundamental ensayo *El porvenir de una ilusión,* Sigmund Freud tacha categóricamente la religión de producto de nuestros deseos. Curiosamente, y quizá demostrando una gran valentía, escribió el ensayo en el ocaso de su vida. En él sostiene que la finalidad principal de la religión es controlar a la sociedad y hacer cumplir un código moral al prometernos *en el más allá* una recompensa por nuestra conducta ética en la tierra, asegurándose con ello que nos portemos bien hasta el último día de nuestra vida. Es una tesis excelente. En la actualidad los teóricos de la evolución y los genetistas están dando a esta teoría un giro

---

* Christopher Hitchens, *Dios no es bueno,* Editorial Debate, Bacelona, 2008, p. 32. [*N. de la T.*]

nuevo y fascinante con sus especulaciones sobre la existencia de un «gen religioso». Este gen se expresa como el rasgo de supervivencia de un grupo determinado y las tribus que carecen de él se extinguen porque, sin un convincente código moral religioso que seguir, sus miembros se acaban matando unos a otros. Es evidente que Christopher Hitchens habría aceptado la idea de que la religión es un rasgo de supervivencia en los humanos.

Freud supone que si se nos ocurren ideas como la de un dios trascendente y una vida maravillosa en el más allá, es simplemente por nuestros *sentimientos,* y que por esta razón no tienen ningún sentido. Desde un punto de vista estrictamente lógico y empírico, como canta el joven Sporting Life en la ópera *Porgy and Bess,* a propósito de los dictámenes de la Biblia, estas suposiciones «no tienen por qué ser ciertas». Por ejemplo, nuestros sentimientos nos podrían hacer creer que el desconocido con un sombrero de fieltro con ala curva sentado frente a nosotros en el tren es un asesino en serie, pero podría suceder que lo *fuera* de verdad. Esta idea que se nos ha ocurrido podría ser cierta o no, pero carece de fundamento real o racional.

En la actualidad ateos y filósofos como Sam Harris y Richard Dawkins también nos ofrecen una interpretación psicológica de por qué nos inventamos a Dios. Estos pensadores señalan que la mayoría de personas estamos de acuerdo con el pensamiento científico lógico-empírico en un 99 por ciento de lo que hacemos, pero que cuando se trata de Dios y de la religión, siendo de lo más irracionales, pensamos de manera ilógica y poco empírica. Elegimos una de las dos formas de pensar según nos convenga: echamos mano de una mente científica para conducir, y en cambio nos viene mejor una mente ilógica y poco empírica cuando se trata de rezar por la salvación.

Sam Harris lo expresa con un gran sentido del humor: «Si te dijera que en mi jardín hay enterrado un diamante tan grande como una nevera y me preguntases por qué lo creo, te respondería que creer en ello le da sentido a mi vida, o que mi familia es muy feliz con esta creencia, y que cada domingo cavamos en el jardín para encontrarlo, y ahora hay en él un hoyo descomunal. Si fuera así, me tacharías de lunático. Tú no puedes creer que hay un diamante en tu jardín sólo porque ésto le dé sentido a tu vida. Y si fuera así, sería un autoengaño que nadie querría.

Básicamente, es lo mismo que el consejo de «Sé sincero contigo mismo»: o bien creemos en el modelo científico para determinar si algo es real, o bien no creemos en él. Pero pasar según nos convenga de una mentalidad a otra, es jugar con nosotros mismos, no ser sinceros.

¿Acaso los viejos que nos interesamos por cuestiones espirituales no somos sinceros? ¿Nos estamos engañando por «oír el carro alado del tiempo acercarse veloz a nuestra espalda»?

SOBRE LO OPORTUNO DE LA ESPIRITUALIDAD EN LA VEJEZ

Los hindúes no creen en absoluto que sea un autoengaño. Simplemente consideran que los ancianos están por fin preparados para abordar las cuestiones espirituales fundamentales.

Esta religión y filosofía milenarias del sur de Asia se remontan a la Edad de Hierro y su desarrollo «moderno» se inició en el siglo II a. C. El hinduismo, como las filosofías más duraderas que se ocupan de la cuestión de cómo vivir, establece distintos papeles para las distintas etapas de la vida. Enumera cuatro: *brahmacarya* (novicio), *grihastha* (dueño de casa), *vanaprastha* (morador del bosque o asceta en semiretiro) y *samnyasa* (renunciante). Estas etapas representan respectivamente los periodos de preparación, producción, servicio a la comunidad y contemplación espiritual. Algunos textos hindúes sugieren que la última etapa suele empezar después de cumplir setenta y dos años. La idea me gusta.

Lo que me sorprende y atrae de esta última etapa, es que la religión forma parte de la larga lista de cosas a las que un anciano renuncia. La ceremonia de iniciación al periodo *samnyasa* incluye la quema de ejemplares de los Vedas, los textos hindúes sagrados. Simboliza el abandono de las creencias y las prácticas religiosas que el *samnyasin* adquirió en sus otras etapas de la vida. Se desprende de todo ello. El viejo *samnyasin* se basta por sí solo. Por medio de la meditación solitaria deberá alcanzar la máxima iluminación espiritual posible. En efecto, para adquirir una religión necesita reinventarse empezando de cero.

La renuncia al mundo de los negocios hace que llevar una vida sencilla en el Jardín de Epicuro se parezca a la vida de un jubilado en el complejo hotelero de Sun City. En cambio, un *samnyasin* es un asceta errante que vive en desposesión total: sin un techo ni bienes materiales. Sólo come lo que la gente le da. Sin embargo, existe una afinidad entre la idea de Epicuro de llevar una vida completamente libre y la cuarta etapa hinduista. Así es como el «Asrama Dharma» describe la vida de un *samnyasin*: «El *samnyasin* tiene puesto el ojo espiritual en bienes que el hombre no puede ofrecerle y tanto le da lo que puedan quitarle… Por tanto, está más allá de la posibilidad de sentirse seducido o amenazado». Y en otra parte dice: «Ahora los negocios, la familia, la vida laica, los amores y las esperanzas de la juventud y los éxitos de la madurez han quedado atrás. La eternidad es lo único que le queda. Y en eso es en lo que centra su mente y no en las tareas y las preocupaciones de la vida que ha dejado atrás, que llega y se va como un sueño».

Sin duda conozco la sensación de que la vida que «he dejado atrás llega y se va como un sueño». Muchas veces me da la impresión de haber transcurrido como un soplo. Y también sé a lo que se refiere el «Asrama Dharma» cuando dice: «La eternidad es lo único que le queda». Estoy en la última etapa consciente de mi vida y cada vez me atrae más la búsqueda de lo que los hindúes llaman «la sabiduría verdadera del cosmos».

Los hindúes me recuerdan que la explicación psicológica no es la única forma de dilucidar por qué en la vejez nos atraen las cuestiones espirituales. El renunciante no busca la iluminación por estar atrapado en un sistema de premios y castigos en el más allá, o ni siquiera por temer a la muerte. Se ha despedido de todas estas preocupaciones y angustias. Ahora que ha dejado atrás los asuntos de la vida y sus vinculaciones con las actividades mundanas, ha llegado la hora de centrarse por fin en cuestiones espirituales fundamentales.

SOBRE LA BÚSQUEDA ESPIRITUAL DE UN ANCIANO

La religión no ha jugado un papel importante en mi vida hasta ahora. Y tampoco me sirve demasiado de consuelo el hecho de que el *samnyasin* empiece de cero, ya que pese a haber abandonado su formación religiosa de la juventud, sospecho que emprende su viaje sabiendo mucho más que yo qué es la iluminación y la sensación que produce.

Con todo, sigo con mi incipiente deseo de alcanzar alguna clase de iluminación. Creo que siempre lo he deseado. Sospecho que la mayoría de personas siempre hemos albergado este deseo *en alguna parte* de nuestro ser. Tal vez se me estén reblandeciendo los sesos, pero creo que incluso el ateo más furibundo anhela en el fondo entrar en contacto con una dimensión trascendente, lo que le pasa es que no encuentra nada creíble a lo que agarrarse. En cuanto a mí, simplemente he adquirido la costumbre de ignorar mis anhelos espirituales, como si fueran una especie de tic molesto. Soy como aquel hombre que al ser reprendido por Baba Ram Dass por no «vi-

vir el presente», repuso: «Yo me lo tomo con calma, pero pienso vivir en él *cualquier día de estos*».

Sin embargo, la urgencia propia de la vejez me acucia: si no
lo hago ahora, ¿cuándo voy a hacerlo?

Las preguntas fundamentales que engendran los deseos espirituales son fáciles de reconocer, lo que ocurre es que cuesta
darles un sentido: ¿Estoy conectado a todo lo que me rodea? ¿Al
cosmos? ¿Estamos el cosmos y yo unidos? Si es así, ¿cómo debo
vivir el resto de mi vida teniéndolo en cuenta?

A pesar de su vaguedad, no hay preguntas más esenciales
que estas. Después de batallar con la «pregunta inagotable» de
Heidegger el otro día, ahora me siento más preparado para en-
frentarme a la nueva afirmación atea de que yo no estaría siendo
sincero conmigo mismo si contemplara siquiera la idea de la
existencia de una dimensión espiritual. No creo que esté buscando en el jardín trasero de mi casa *algo* como el diamante mí-
tico del tamaño de una nevera de Sam Harris. No espero ver el
rostro de Dios ni el Reino de los Cielos. Lo que deseo es llegar a
una especie de comprensión sublime, encontrarle un sentido al
universo. El filósofo William James me da de nuevo esperanzas
en mis anhelos: no, no estoy buscando *algo,* lo que quiero es tener *una experiencia* espiritual.

De modo que consulto *Las variedades de la experiencia religiosa* de William James, otro de mis antiguos libros favoritos
que me he llevado en este viaje. De hecho, el ejemplar que descansa sobre el escritorio del lugar donde me alojo en Hidra, es el
mismo que compré en la librería de Harvard Square hace cincuenta y tantos años, y todavía conserva los pasajes que subrayé
con fervor en mi época estudiantil y las anotaciones hechas en
los márgenes. Uno de los pasajes subrayados trata de la cuestión
sobre la que ahora estoy cavilando: «Entramos en los estados
místicos desde fuera de la consciencia ordinaria como de menos
a más, como de la pequeñez a la vastedad y, al propio tiempo,

como de la inquietud al descanso. Los consideramos estados re-
conciliadores, unificadores. Apelan en nosotros a la función del
sí más que a la del no. En ellos lo ilimitado absorbe los límites y
cierra la cuenta pacíficamente».*

Sí, lo que ando buscando es una sacudida de mi función del
sí. Y si llego a tener semejante experiencia, ya será otra historia.
Si Harris me dice que la experiencia no ha sido más que la fan-
tasiosa satisfacción de mis deseos, lo tendré en cuenta, pero me
reservo el privilegio de rechazar su opinión y aceptar mi sí.

—⁓—

No creo que pudiera buscar la eternidad como un *samnyasin,*
volcándome en cuerpo y alma en los misterios del cosmos. Para
ser sincero conmigo mismo, no estoy dispuesto a renunciar a
mi vida de «dueño de casa», sobre todo a mi hogar. Sé que son
esta clase de apegos burgueses los que podrían estar impidién-
dome trascender el mundo material, pero si el apego a mi casa y
hogar significan que no deseo con la suficiente fuerza la iluminación, supongo que tendré que aceptarlo. En cualquier caso,
dudo de que la iluminación me llegue al centrarme en los misterios del cosmos como me imagino que hace un *samyasin.* Ni
siquiera sabría cómo empezar.

Tampoco creo que me llegue por el hecho de asistir a los ofi-
cios religiosos de una sinagoga o una iglesia, pues nunca lo ha
hecho. Y los colocones con las drogas, a diferencia de William
James y Aldous Huxley, a mí no me llevaron a la antesala del nir-
vana ni al otro lado de las puertas de la percepción.

¿Qué va a hacer entonces este viejo con su última oportunidad de alcanzar la iluminación espiritual?

———————

* William James, ob. cit., p. 312. [*N. de la T.*]

Me descubro pensando de nuevo en la idea de Platón sobre que el puro juego está íntimamente ligado a lo divino. Ahora vuelvo a recordar con viveza aquella noche mágica en la que contemplé a cinco ancianos griegos ejecutando su exaltado baile a la vida. Para mí fue una visión de lo trascendente. Esta exaltación a la vida es, en el fondo, una religión en la que sí creo. Pero tales vislumbres son muy inusuales.

Henry, mi amigo de noventa años, un profesor jubilado que enviudó el año pasado, me llamó hace poco por un problema que tenía. Aunque la cabeza le siga funcionando, al igual que sus funciones corporales, está planteándose mudarse a una residencia para sentirse acompañado. El problema, me dijo, es la música. Le gusta escuchar música clásica al menos cuatro horas al día, a menudo a todo volumen, y no quiere que nadie le diga que lo baje, y además no le gustan los auriculares, porque según él distorsionan el sonido.

No pude evitar reírme. Sé lo importante que es para Henry la música, sobre todo a estas alturas de su vida, y sé a ciencia cierta que no estaría dispuesto a sacrificar un solo minuto de música ni siquiera para mantener una buena conversación con alguien.

Henry insiste en que no es una persona espiritual. Dice que la religión no es más que supercherías. Y sin embargo cuando vamos juntos a un concierto de música clásica —ocurre cuando Mahler figura en el programa—, al echarle una mirada veo en su cara de anciano surcada de arrugas una expresión de arrobo. Henry se eleva a un reino superior, viaja a otro mundo. No me cabe la menor duda de que en esos momentos Henry está tan extasiado que no se encuentra en el edificio.

La música a mí también me está gustando cada vez más. A lo largo de mi vida me ha hecho vibrar más que cualquier otra clase de arte y ahora, en la vejez, me descubro escuchándola casi cada noche, normalmente solo, a veces durante horas. Mientras escucho tendido en el sofá a oscuras por ejemplo la Novena Sinfonía de Mahler, el Réquiem de Fauré, o la famosa romanza «E lucevan le stelle» [Y brillaban las estrellas] de la ópera *Tosca* de Puccini, yo también me elevo a un reino donde me olvido de mí mismo y me fundo con el universo. Me pierdo entre las estrellas, como Henry, y si bien no me atrevo a llamarla una experiencia espiritual, a veces es tan intensa que lo parece. Cuando escucho con los ojos cerrados y la respiración calma la exquisita melancolía de la romanza que Cavaradossi le dirige a Tosca bajo las estrellas, cantando mientras espera su ejecución «¡Nunca he amado tanto la vida!», a veces —sólo a veces—, siento como si mis anhelos se hubieran colmado a manos llenas.

¿Y qué hay de esos momentos tan inusuales cuando el cielo o una hoja revoloteando en el aire me sacan de súbito de mi estado ordinario lanzándome a algún reino trascendente? ¿Bastan esos momentos para colmar los anhelos espirituales de un viejo? ¿Y hay algún modo de hacer que se presenten más en mi vida cotidiana?

Supongo que lo único que sé hacer es *abrirme* a la iluminación, estar plenamente atento a ello en mi cabeza y en mi corazón. El budismo zen enseña la conciencia plena como camino a la iluminación. La plena conciencia tiene distintos significados, algunos la interpretan como un estado inefable, pero básicamente significa una conciencia plena, una atención continua y clara al momento presente. Una persona consciente está centrada en lo que tiene entre manos en cuerpo y alma, ya sea mientras camina, reflexiona o simplemente respira. Y siempre está atenta para no caer en la rutina, es decir, en un estado de distracción o embotamiento. Ahora que ya soy mayor y me he liberado de uno de mis «tiranos furibundos» crónicos —las cavilaciones escépticas—, puede que por fin sea capaz de vivir en un estado de presencia.

«Augurios de inocencia», uno de mis poemas preferidos de William Blake, empieza así:

> *Ver el mundo en un grano de arena*
> *y el cielo en una flor silvestre,*
> *tener la infinitud en la palma de tu mano*
> *y la eternidad en una hora.*

Tal vez lo más probable es que mis anhelos espirituales se colmen de este modo, viviendo el presente, *con plenitud.*

SOBRE LA SACRALIDAD DE LO COTIDIANO

El aroma penetrante del cordero asándose impregna mi balcón. La palabra *Pasha,* Pascua en griego, viene de *Pesach,* la Pascua judía, y del cordero pascual sacrificado durante la primera fiesta de Pascua para celebrar la liberación de los judíos de Egipto. La Pascua griega y la Pascua judía también están relacionadas por las fechas en las que caen cada año: ambas se calculan mediante las fases lunares. La carne de cordero siempre ha sido el plato principal de la cena de Pascua en Grecia.

Esta noche voy a cenar con Tasso y Sofía en su casa. Hace varios días, cuando Tasso salía con sus amigos de la taberna de Dimitri, se paró en mi mesa para preguntarme si tenía algún plan para la cena de Pascua. Al responderle que no, insistió en que la celebrara yendo a cenar con su familia.

Antes de llamar a la puerta del jardín de Tasso, repaso mentalmente mi saludo en griego; ¡*Kalo Pasha!* (¡felices Pascuas!) Al ser yo judío, aunque no sea practicante, me siento más cómodo con este saludo pascual que con el griego ¡*Cristos anesti!* (¡Cristo ha resucitado!). Luego arreglo el ramo de gladiolos silvestres que he cogido durante mi paseo matinal. Llamo a la puerta y Tasso sale a recibirme.

—*¡Kalo Pasha!*

—*¡Kalo Pesach!* —responde Tasso dándome un abrazo.

¿He oído bien? ¿Me ha dicho Tasso «buenas Pascuas» en hebreo?

Así es. Sus ojos chispeantes me lo confirman. Y cuando Sofía, su encantadora mujer de pelo blanco, aparece a sus espaldas y yo le ofrezco las flores, me saluda a su vez con un *¡Kalo Pesach!* Es evidente que ella también ha estado repasando el saludo en hebreo.

En ese momento me doy cuenta de que esta familia entrañable me ha invitado a cenar de todo corazón. Estoy seguro de que Tasso sabía que la bulliciosa quema de Judas en la bahía me molestaría. De hecho, sé que ha entendido más que yo mismo por qué me ha desagradado: no es por mi aversión, como la de Christopher Hitchens, a la mala influencia de la religión organizada, sino por saber —por Tasso y por mi propia experiencia— que el odio dirigido a Judas, el traidor, tiene un matiz de antisemitismo. ¡Qué compasivo es Tasso! ¡Es *Cristo resucitado* en persona!

Kosmas, el hijo de Tasso y Sofía, y su mujer y su hijo adolescente, también han venido de Atenas para celebrar la Pascua con ellos. Son tan afectuosos, hospitalarios y alegres como Tasso y Sofía.

En el jardín de Tasso, la pierna de cordero sigue asándose en el asador sobre la hoguera. Sólo son las nueve, aún es demasiado temprano para tomar el plato fuerte griego en una cálida noche primaveral. Primero se sirve el *ouzo* acompañado de *mezés,* una selección interminable de platos compuestos de pulpo a la plancha, quesos tostados, salchichas de cerdo con ralladura de naranja, aceitunas, hojas de parra rellenas, ensalada aliñada con salsa de yogur y pepino, y no sé cuántos aperitivos más. El que cocina cada plato pasa con orgullo su especialidad por el jardín, anunciando su toque personal, el de Nikolaos, el hijo de Kosmas, son las hojas de menta que ha añadido a su ensalada de berenjena.

Brindamos por Niko, por pasar la prueba de acceso a la universidad; por Despina, la mujer de Kosmas, por publicar un poema en una revista ateniense; por Tasso y *Cibeles*, la perra añosa de Sofía, por haber vivido un invierno más. *Cibeles* lleva el nombre de una antigua diosa de la Naturaleza y es el único tributo a algo que se pueda calificar de teológico. No se nombra en ningún momento a Jesús o la Resurrección, ni tampoco a Moisés o la separación de las aguas del mar Rojo.

Para los cristianos devotos, lo que está aconteciendo en el jardín de Tasso representa la corrupción de la religión. Aquí la Pascua ha perdido su significado. La celebración religiosa de la Resurrección divina ha sido reemplazada por una fiesta profana. Aunque no me hubieran invitado, estoy seguro de que en la fiesta de Tasso las demostraciones y los gestos religiosos habrían brillado por su ausencia.

Pero ahora, sentado a la sombra del limonero lleno de nuevos brotes entre estas personas tan alegres y entrañables, tengo la certeza de que en el jardín de Tasso reina un ambiente sagrado. Puedo percibirlo en el intercambio de miradas cariñosas alrededor de la hoguera, en las tiernas bromas que Kosmas le gasta a su padre por su costumbre de meterse los huesos de las aceitunas en el bolsillo de la camisa. Siento que me envuelve.

El gozar de lo que está ocurriendo en el jardín de Tasso se lo debo sobre todo a mi edad. Mi condición de anciano me permite estar en paz con esta calma. Lo único que quiero de esta gente es su compañía. Ya no extraño las actividades excitantes ni los nuevos logros. A decir verdad, en este momento no deseo más del cosmos que lo que ya tengo aquí: «Ver el mundo» en sus rostros.

Esto es lo que el viejo Epicuro debía de sentir mientras estaba sentado con sus amigos a la larga mesa del Jardín: la sublimi-
dad de estar rodeado de buena gente. De pronto, echo de menos
a mi mujer y a mi hija con mucha más viveza que durante el mes
entero que llevo fuera de casa. Ojalá pudiera compartir estos
momentos tan deliciosos con ellas.

Me recuerdo a mí mismo que me conviene seguir la advertencia de William Blake de no apegarme a una experiencia sublime, sino dejar con alegría que llegue y se vaya. En otro de sus
poemas metafísicos, una joya de cuatro líneas titulada «Eternidad», escribe:

> *Quien a una alegría se encadena*
> *malogra la vida alada,*
> *pero quien la alegría besa en su aleteo*
> *vive en el alba de la eternidad.*

Me levanto y alzo la copa.

—Es un privilegio estar aquí —digo proponiendo un brin-
dis—. A decir verdad, es un gran privilegio existir simplemente
—añado sonriendo.

«Tómate más tiempo y abarca menos terreno.»

————————————————

THOMAS MERTON

Epílogo

De vuelta a casa

SOBRE UNA VEJEZ CONSCIENTE

Las colinas de color verde claro que contemplo desde la ventana contrastan con el árido paisaje que he dejado atrás. Ahora estoy de nuevo en mi hogar, en nuestra pequeña casa de madera al oeste de Massachusetts, sentado ante el escritorio de mi estudio, con los cuadernos de mi viaje a la isla de Hidra frente a mí. Al otro lado del pasillo, Freke, mi mujer, está escribiendo un artículo para una revista holandesa. Mi perro *Snookers* dormita a mis pies.

Los primeros días me los pasé hablando con Freke y poco más, teníamos que ponernos al día después de haber estado un mes entero sin vernos. Estuvimos charlando durante horas y horas. Casualmente, mientras yo estaba en Grecia, su editor de Amsterdam la envió a Florida varios días para que investigara un fenómeno nuevo en la sociedad americana: los ancianos volvían a trabajar por motivos económicos. El «gancho» del artículo holandés era que en Holanda te obligan a jubilarte a los sesenta y cinco años quieras o no.

Algunos de los vejetes que Freke entrevistó en Florida dijeron que volver a trabajar los dejaba reventados. Muchos de ellos estaban desalentados por tener ahora unos empleos menos interesantes que cuando estaban en la flor de la vida. Sin embargo, una buena cantidad de ellos confesaron que pese a poder «apañárselas» con su pensión, no estaban dispuestos a vivir en una casa de menos categoría que la de antes ni a renunciar a su tren de vida. Me pregunto si no les convendría aprender la lección de Epicuro de bajar el ritmo y gozar de los calmos placeres de la vejez.

Con todo, Freke también me dijo que muchos de esos ancianos le contaron que era muy vigorizante volver a trabajar. Se sentían de nuevo como un miembro productivo de la sociedad, estar ocupados les resultaba muy gratificante. Una viejecita le dijo que se sentía como «si hubiera dejado de vivir recluida en casa».

Curiosamente, en mi último día en Kamini, Dimitri me dio un artículo procedente del Ekathimerini, el blog de noticias griego. Iba de que una buena cantidad de pensionistas griegos —muchos estaban esperando cobrar aún sus pensiones del gobierno en bancarrota— habían dejado Atenas para irse a vivir a los pueblos de Creta donde habían crecido y dedicarse a la agricultura. En el artículo aparecía uno diciendo: «Aquí me puedo pasar una semana sin gastar un solo euro. Me alimento de los productos de mi granja y si necesito alguna otra cosa, como aceite de oliva por ejemplo, lo obtengo de mi vecino granjero». Este griego, y muchos otros, estaban encantados con el asombroso giro que habían dado su vida en la vejez. Es tentador decir que sin proponérselo han redescubierto el Jardín de Epicuro.

Uno de los problemas del pensamiento filosófico —como sucede en la mayoría de disciplinas académicas—, es que tiende a encasillar las ideas en categorías absolutas, dejando muy poco espacio para las complejidades y contradicciones internas propias de la experiencia humana corriente. Una de las contribuciones de Aristóteles a la filosofía y las ciencias que sigue perdurando hoy día es este consejo: «Pretender más exactitud de la que permite la naturaleza del asunto no es de sabios». Y la pregunta «¿Cuál es la mejor forma de ser un anciano» no es una pregunta demasiado precisa que digamos, al contrario, es muy imprecisa.

Quizá la receta más bien dogmática de Epicuro para ser feliz —liberarnos ante todo de «la cárcel del mundo de los negocios y la política»— no se corresponda con lo que hace felices de verdad a muchos hombres y mujeres de Estados Unidos. Para ser sinceros debemos tomar decisiones que nos hagan felices. Si yo quiero ser sincero conmigo mismo, he de preguntarme qué creo que estoy haciendo aquí, ante el escritorio, con las notas esparcidas frente a mí, a los setenta y tres años de edad. Sin duda, creo que aún me quedan cosas por hacer.

¿Hay un punto medio aceptable entre la actitud de los «eternamente jóvenes» y el ideal existencialista platónico/epicúreo de un anciano realizado y auténtico? ¿Podemos optar por un término medio sin transigir en ambos extremos hasta el punto de acabar con una filosofía sensiblera de la vejez?

¿Podría encontrarse la solución en algo tan mundano cómo una buena programación del tiempo que nos queda? Por ejemplo, trabajar veinte horas a la semana y dedicar el resto del tiempo a la última oportunidad de un anciano para este intento esencial. Pero ¿acaso esto no equivaldría a llevar de nuevo una vida «programada» en la que apenas nos quedaría tiempo? Y en cuanto la llevásemos, pese a habernos hecho un hueco para jugar con los amigos (y el perro) y reflexionar en nuestro pasado, ¿acaso no seguiríamos pendientes del reloj, renunciando al lujo del valioso «tiempo vivido» de un anciano sin prisas?

—✕—

Llevo horas repasando los cuadernos de mi viaje a la isla de Hidra e intentando descifrar las anotaciones garabateadas al margen de mis libros de filosofía. Mis notas me parecen algunas veces simplistas y otras, convincentes, y de vez en cuando ambas cosas. De repente, me descubro sintiéndome como Guido en *Ocho y medio*. «Todo vuelve a estar como antes. Todo vuelve a estar confuso. ¡Esta confusión soy *yo*!» No puedo evitar preguntarme si mi búsqueda de una filosofía relevante para una vejez auténtica no será más que la de un viejo chocho ladrando a la luna.

Pero quizás haya habido algo ligeramente heideggeriano en mi búsqueda. Por más burda que haya sido, a lo mejor ha constituido «atreverse a agotar y a atravesar interrogando lo inagotable de la pregunta» de cómo vivir una vejez buena y gratificante. Quizás el mero hecho de hacerme esta pregunta ya es un fin en sí.

SOBRE HACERSE VIEJO CON PLENA CONCIENCIA

Tal vez la idea budista de la atención plena nos indique la forma más valiosa de vivir una vejez buena y auténtica. Quizá debamos ser conscientes en todo momento de que ya somos mayores, hagamos lo que hagamos, de que es la última etapa lúcida de nuestra vida, de que el poco tiempo que nos queda se está esfumando por momentos, y que esta etapa nos ofrece unas oportunidades inigualables que nunca más se repetirán. Tal vez si somos lo más conscientes posibles del momento de nuestra vida en el que estamos, se nos revelen las opciones más enriquecedoras de cómo vivir estos años sin necesidad de seguir a rajatabla las recetas de los sabios filósofos y, al mismo tiempo, teniendo presente en todo momento su sabiduría.

Al conocer las opciones de la vejez que hombres como Platón, Epicuro, Séneca, Montaigne, Sartre y Erikson examinaron y recomendaron, podremos hacer unas buenas elecciones para vivir esta etapa de nuestra vida como deseemos. Podremos experimentar con sus ideas para ver si nos funcionan, si se amoldan a nuestros valores. Es posible que madurar filosóficamente sea esto.

—⁓—

Desde la ventana del estudio, veo a mi mujer sentada en una vieja silla de madera junto al jardín. Tiene un manuscrito en sus manos, pero en lugar de leerlo está contemplando ociosamente las colinas de color verde claro. Dejo los cuadernos esparcidos en el escritorio y salgo fuera a sentarme a su lado. De pronto me doy cuenta de que hace algunas semanas que me ronda por la cabeza algo que quiero pedirle a mi mujer, a mi hija y a varios amigos míos.

—Creo que necesito tu permiso para ser viejo

Ella se echa a reír, como era de esperar.

—¿Mi permiso? ¿Para qué lo quieres?

Me río yo también.

—No sé. Supongo que preferirías que siguiera siendo joven o al menos *intentando* serlo.

—Permiso concedido —responde sonriendo—. De cualquier modo, me parece que ya es demasiado tarde, esta petición ya suena como la de un viejo.

Agradecimientos

Agradezco enormemente la valiosa ayuda que me han prestado la familia, los amigos y los colegas para escribir este libro: a mi hija Samara Klein, por ofrecerme ideas en la organización del mismo que no se me habrían ocurrido; a mi viejo amigo Tom Cathcart, que siempre ha sido mejor estudiante que yo, por encontrar errores en mis razonamientos y ayudarme con delicadeza a corregirlos; y a mi esposa Freke Vuijst, cuya segunda lengua es el inglés, por mejorar con dulzura la sintaxis y la gramática de mis escritos.

Como siempre, doy las gracias a Julia Lord, mi agente literaria y amiga, que no sólo me ha dado buenos consejos, sino ánimos, lo cual es incluso más importante para mí. A mis editores Stephen Morrison y Rebecca Hunt, por sus críticas sabias y pacientes a mis numerosas versiones de la obra.

También deseo agradecer la ayuda de mi amigo Tician Papachristou, tutor generoso en todo lo referente a lo griego y compañero de viaje de mi amigo Billy Hughes, cuyos ojos de fotógrafo me han abierto en muchas ocasiones los míos.

Y, por último, quiero expresar mi más profunda gratitud a mis compañeros hidriotas: Tasso, Dimitri y, como no, Epicuro.